中医药
健康素养提升策略

——基于居民中医药健康素养问卷调查

王素珍 主编

全国百佳图书出版单位
中国中医药出版社
·北 京·

图书在版编目（CIP）数据

中医药健康素养提升策略：基于居民中医药健康素
养问卷调查 / 王素珍主编 . —北京：中国中医药
出版社，2023.12
ISBN 978-7-5132-8512-4

Ⅰ . ①中⋯　Ⅱ . ①王⋯　Ⅲ . ①中国医药学—问卷调查
Ⅳ . ① R2

中国国家版本馆 CIP 数据核字（2023）第 203403 号

中国中医药出版社出版

北京经济技术开发区科创十三街 31 号院二区 8 号楼
邮政编码　100176
传真　010-64405721
万卷书坊印刷（天津）有限公司印刷
各地新华书店经销

开本 710×1000　1/16　印张 14.5　字数 256 千字
2023 年 12 月第 1 版　2023 年 12 月第 1 次印刷
书号　ISBN 978-7-5132-8512-4

定价　58.00 元
网址　www.cptcm.com

服 务 热 线　010-64405510
购 书 热 线　010-89535836
维 权 打 假　010-64405753

微信服务号　zgzyycbs
微商城网址　https://kdt.im/LIdUGr
官 方 微 博　http://e.weibo.com/cptcm
天猫旗舰店网址　https://zgzyycbs.tmall.com

如有印装质量问题请与本社出版部联系（010-64405510）

《中医药健康素养提升策略》
——基于居民中医药健康素养问卷调查

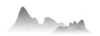

编委会

主　编　王素珍

副主编（按姓氏笔画排序）

朱　瑶　严　军　李　静　张佳萌　张雪艳

编　委（按姓氏笔画排序）

孔繁恺　冯是剑　朱　莉　刘学琴

孙佳敏　张莹莹　周　晨　徐秀梅

编写说明

《基本医疗卫生与健康促进法》提出：国家要建立健康教育制度，提高公民健康素养。《"健康中国2030"规划纲要》《"十四五"国民健康规划》提出，努力实现到2030年健康素养水平达到30%的目标。健康素养已成为衡量国家基本公共卫生水平和大众健康水平的重要指标，健康素养促进也已成为健康促进与教育工作的核心任务和主要抓手。

《中医药健康素养提升策略》基于知信行理论首次界定了中医药健康素养的概念：中医药健康素养是指个体获取并理解中医药的基本理念与知识，以此形成积极的中医药信念、正确的行为与生活方式，提高预防疾病、增强体质、延年益寿的能力。理想状态下，个体首先通过了解中医药，从而信任中医药，最后会在健康维护中使用中医药。居民中医药健康素养可分为三部分：一是知识型中医药健康素养，指个体对中医药基本知识及理念的了解和掌握程度；二是信念型中医药健康素养，指个体在了解并掌握中医药基本知识和理念后，对待中医药及中医药服务的态度，主要表现为对中医药和中医药服务的信任情况、选择意愿及传播意愿等；三是行为型中医药健康素养，指个体在了解并掌握中医药健康医药基本知识和理念后，产生积极的中医药信念，形成对自身健康相关行为的改变能力。继而，结合知信行理论将居民中医药健康素养调查问卷划分为知识、态度、行为三个维度，首次以形神合一理论为支撑，从躯体和精神两方面设计知识维度的条目。根据社会认知理论，个体的行为在个体与环境之间充当中介的作用，不仅受个体的支配，也受环境的制约，因此将环境变量纳入问卷维度，更全面地监测居民中医药健康素养水平及其影响因素。

本书由6章构成，从中医药健康素养概念及评估现状切入，提出了构建基于知信行理论、形神合一理论和社会认知理论的三种评估指标体系；构建指标体系的过程进行了专家访谈、咨询，以及权重确立，用预调查数据进行问卷信效度检验，并分别于2018、2021、2022年将3套问卷用于江西省居民中医药健康素养的调查评估；后对收集的数据信息进行分析，显示居民中医药健康素养知识、态度、行为三者间呈正相关，中医药健康素养知识得分越高，中医药态度越积极，行为得分也就越高。这进一步印证了提高居民中医药健康素养的本质是要提升其对中医药知识的认知，从而改变其对中医药的态度和行为。

为充分发挥中医药在健康中国目标实现中的作用，提升符合国情之居民中医药健康素养是实现路径之一。经过多年研究，从政策、文化、科技、自然等环境支持角度出发，提出构建更加有利于中医药知识传播的社会环境；并从中医药供给环境支持角度，提出加强基层中医药服务供给能力、强化医保的中医药支持，积极推进中医药标准化建设，切实让居民感受、理解、信任中医药。同时，树立"每个人是自己健康的第一责任人"理念，让居民主动将中医药纳入自身健康管理、健康服务中，更好地提升健康水平。

本书吸纳众多专家学者的思想，主要参考资料在书后注明，在此向给予我们启迪的人们表示衷心感谢！

尽管反复斟酌并数易其稿，但因编者水平所限，疏漏不妥之处在所难免，我们恳请读者将所发现的问题和建议反馈给我们，以便再版时修订提高。

编者

2023 年 6 月 9 日

目　录

第一章　中医药健康素养概述 ………………………………………………… 1

第一节　健康素养 …………………………………………………………… 1

一、健康素养的概念 …………………………………………………… 1

二、健康素养的监测 …………………………………………………… 2

三、健康素养的现状 …………………………………………………… 2

第二节　中医药健康素养 ………………………………………………… 4

一、中医药健康素养的概念 …………………………………………… 4

二、中医药健康素养的特性 …………………………………………… 5

三、中医药健康素养评估意义 ………………………………………… 6

四、中医药健康素养研究现状可视化分析 …………………………… 7

第二章　中医药健康素养评估指标体系框架 ……………………………… 15

第一节　中医药健康素养评估基础 ……………………………………… 15

一、中医药健康素养研究现状 ………………………………………… 15

二、中医药健康素养评估理论基础 …………………………………… 18

三、中医药健康素养评估方案 ………………………………………… 23

第二节　中医药健康素养评估指标 ……………………………………… 25

一、评估指标构建原则 ………………………………………………… 25

二、评估维度 …………………………………………………………… 26

三、指标条目与观测点 ………………………………………………… 27

第三章　中医药健康素养评估指标体系构建 ……………………………… 30

第一节　指标体系构建过程 ……………………………………………… 30

一、指标体系构建访谈 ………………………………………………… 30

二、指标体系构建咨询 ………………………………………………… 32

三、指标和权重的确立 ………………………………………………… 40

第二节 预调查与检验 …………………………………………… 53

一、预调查 …………………………………………………… 53

二、指标体系信度与效度 ………………………………… 55

第四章 中医药健康素养调查 …………………………… 67

第一节 调查方案 …………………………………………………… 67

一、调查对象选择 ………………………………………… 67

二、调查方法 ……………………………………………… 68

第二节 调查实施与分析 ………………………………………… 70

一、质量控制 ……………………………………………… 70

二、调查数据收集与录入 ………………………………… 71

三、调查数据分析方法 …………………………………… 74

第五章 中医药健康素养分析与讨论 ………………… 78

第一节 分析结果 …………………………………………………… 78

一、现状分析 ……………………………………………… 78

二、影响因素分析 ………………………………………… 97

第二节 讨论与结论 ……………………………………………… 134

一、基于 15 市的影响因素分析结果的讨论 …………… 134

二、基于 8 市的影响因素分析结果的讨论 …………… 142

三、基于 3 市的影响因素分析结果的讨论 …………… 145

第六章 中医药健康素养提升策略探讨 ……………… 149

第一节 中医药健康素养评估改进策略 ……………………… 149

一、中医药健康素养评估不足 …………………………… 149

二、中医药健康素养评估的改进 ………………………… 149

第二节 社会环境支持 …………………………………………… 150

一、政策环境 ……………………………………………… 150

二、文化环境 ……………………………………………… 151

三、科技环境 ……………………………………………… 152

四、自然环境 ……………………………………………… 153

第三节 中医药供给环境支持 ………………………………… 154

一、加强基层中医药服务供给能力 …………………… 154

二、强化医保对中医药的支持 ………………………………… 155

三、积极推进中医药标准化建设 ……………………………… 156

附　录 ……………………………………………………………… 158

附录一　江西省居民中医药健康素养和生命质量情况调查问卷 …… 158

附录二　2020 年专家函询表（第一轮） …………………… 162

附录三　2020 年专家函询表（第二轮） …………………… 167

附录四　2020 年居民中医药健康素养问卷（预调研） ……… 172

附录五　2020 年居民中医药健康素养调查问卷（正式） …… 176

附录六　2022 年专家咨询表（第一轮） …………………… 180

附录七　2022 年专家咨询表（第二轮） …………………… 190

附录八　2022 年居民中医药健康素养调查问卷（初稿） …… 199

附录九　2022 年居民中医药健康素养调查问卷（正式） …… 205

主要参考文献 …………………………………………………… 211

第一章

中医药健康素养概述

第一节　健康素养

一、健康素养的概念

健康素养是衡量健康素质的重要指标，直接影响到人的生命和生活质量，进而影响社会生产力水平和经济社会的发展。世界卫生组织（World Health Organization，WHO）指出，进一步提高公众健康的关键因素之一是健康素养。推广健康知识，提升公众健康素养，可以使人民群众树立科学的健康观和健康意识，提高健康知识水平和自我保健技能，增强应对健康问题的能力，提升健康水平和生命质量。

健康素养是在科学素养的基础上发展而来的概念，健康素养的概念经历了从抽象到具象、从个体健康到社会健康的一个发展过程。1974年美国学者Simonds SK首次提出"健康素养"（health literacy，HL），此后各国政府和部分研究学者也开始关注健康素养，但健康素养在各国的定义不同。1995年美国《国家健康教育标准》将其界定为：个人有能力获得、解释和理解基本健康信息和服务，并利用信息和服务促进个人健康。21世纪后，美国健康国民协会对健康素养从多个角度进行了界定，对于基本健康信息及其服务，处于特定地区和社会中的个体获取、处理以及理解的能力，并在信息获取之后，做出适当的健康决策能力。2004年，美国医学研究所将健康素养定义为个体获得、理解和处理基本健康信息或服务，它决定着个体是否具有获取、理解并利用健康相关信息，来维持和促进自身健康的动机和能力。

世界卫生组织将健康素养定义为认知和社会等技能决定了个体具有动机和能力去获得、理解和利用信息，通过这些途径可以达到促进并维持健康的目的。基于此，我国将健康素养定义为个人获取和理解基本健康信息和服务，并运用这些健康信息和服务做出正确判断，旨在维护和促进自身健康的能力。

二、健康素养的监测

2008 年 1 月 4 日，原卫生部公告（2008 年第 3 号）全文发布《中国公民健康素养——基本知识与技能（试行）》（简称《健康素养 66 条》），正式界定了我国公民健康素养的 66 条基本知识与技能，其中包括基本知识和理念 25 条、健康生活方式与行为 34 条和基本技能 7 条。这是我国健康教育领域发布的第一个政府公告，也是世界上第一份界定公民健康素养的政府文件。随着城乡居民主要健康问题和健康需求变化，卫生行政部门对 2008 版《健康素养 66 条》重新修订，2015 年 12 月 30 日印发了《中国公民健康素养——基本知识与技能（2015 年版）》，整体框架和条目数量没有变化，重点增加了精神卫生、慢病防治、安全与急救、科学就医以及合理用药等内容。

《基本医疗卫生与健康促进法》中明确提出，国家要建立健康教育制度，提高公民健康素养。《"健康中国 2030"规划纲要》和《"十四五"国民健康规划》已经提出，努力实现到 2030 年健康素养水平达到 30% 的目标。健康素养已成为衡量国家基本公共卫生水平和人民群众健康水平的重要指标，健康素养促进也已成为健康促进与教育工作的核心任务和主要抓手。

自 2012 年起，每年开展覆盖全国的健康素养监测，通过连续监测获得我国城乡居民健康素养水平数据及动态变化趋势，分析重点地区、重点人群和重点问题，为制定卫生健康政策提供循证支持。健康素养水平指具备基本健康素养的人在总人群中所占的比例，《公民健康素养问卷》得分达到总分 80% 及以上，被判定具备基本健康素养。对居民健康素养水平的评价包括三个部分：一是评价我国城乡居民健康素养的总体水平；二是基于"知识 – 行为 – 技能"理论模式，从基本健康知识和理念素养、健康生活方式与行为素养、基本技能素养三个方面评价；三是以公共卫生问题为导向，将健康素养划分为 6 类健康问题素养，即科学健康观素养、传染病防治素养、慢性病防治素养、安全与急救素养、基本医疗素养和健康信息素养。

三、健康素养的现状

2022 年监测内容以《中国公民健康素养——基本知识与技能（2015 年版）》为依据，在全国 31 个省（自治区、直辖市）的 336 个监测点开展，其中城市监测点 177 个，农村监测点 159 个，覆盖全国 336 个县（区）1008 个乡镇（街道），对象为 15 ～ 69 岁常住人口，共得到有效调查问卷 71842 份。2022 年我国居民健康素养水平达到 27.78%，比 2021 年提高 2.38 个百分点，继续呈现稳步提升态势。

监测结果显示，2022 年全国城市居民健康素养水平为 31.94%，农村居民为 23.78%，较 2021 年分别增长 1.24 和 1.76 个百分点。东、中、西部地区居民健康素养水平分别为 31.88%、26.70% 和 22.56%，较 2021 年分别增长 1.48、2.87 和 3.14 个百分点。城乡居民基本知识和理念素养水平为 41.26%，健康生活方式与行为素养水平为 30.63%，基本技能素养水平为 26.00%，较 2021 年分别提升 3.60、2.58、1.72 个百分点。6 类健康问题素养水平由高到低依次为：安全与急救素养 58.51%、科学健康观素养 53.55%、健康信息素养 39.81%、慢性病防治素养 28.85%、传染病防治素养 28.16% 和基本医疗素养 27.68%。各类健康问题素养均有不同程度提升，其中，健康信息素养水平增幅最大，较 2021 年提升了 3.88 个百分点。

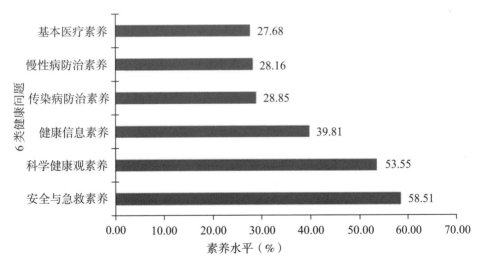

图 1-1　2022 年中国居民 6 类健康问题素养水平

第二节 中医药健康素养

一、中医药健康素养的概念

（一）中医养生保健素养

2014 年《中国公民中医养生保健素养》由国家卫生计生委和国家中医药管理局联合发布，提出要在全国范围内普及中医养生保健的基本理念、知识和技能。2014 年是我国首次开展全国性的公民中医养生保健素养调查，调查共计 42 条，主要包括 4 个部分，即基本理念和知识、健康生活方式与行为、常用养生保健内容以及常用养生保健简易方法，客观地评价我国公民中医养生保健素养水平；同时靳琦、谭巍等学者通过研究对中医养生保健素养的概念进行界定，认为中医养生保健素养是个人获取和理解中医养生保健知识信息和服务，基于这些信息和服务做出正确的决策，来维护和促进自身健康的能力。

（二）中医药健康文化素养

谭巍、郭颖等学者在中医养生保健素养的基础上提出中医药健康文化素养，认为中医药健康素养是指个人获取和理解中医药健康知识和服务，并运用这些知识和服务做出正确的决策，形成维护和促进自身健康的能力以及对中医药文化常识的了解程度。国家中医药管理局将中医药健康文化素养定义为个人理解掌握中医药基本理念、中医药健康生活方式、中医药公众适宜方法、中医药文化常识及中医药信息理解能力，并运用这些知识和能力维护并促进自身健康、提高文化素质的能力。

（三）中医药健康素养内涵

中医药养生保健素养和中医药健康文化素养为我国进行中医药素养相关研究提供了科学指导，但这些研究多强调对中医药知识的理解和掌握，忽视了健康信念、健康行为对健康的影响，维度较为单一，也缺少相关理论支撑。从知识获取到行为改变往往会受到内外界环境的影响，"知信行"理论将人们的行为分为获取知识、产生信念、形成行为三个连续过程，知识是行为改变的基础，信念是行为改变的动力，行为改变是目标。2020 年王素珍、张雪艳等学者从获取知识、产生信念、形成行为 3 个连续过程的"知信行"理论界定了中医药健康素养的概念，并将其分为三个部分：一是知识型中医药健康素养，指居民对中医药基本知识及理念的了解和掌握程度；二是信念型中医药健康素养，指居民在了解并掌握中医药基本知识和理念的基础上，对待中医药及中医药健康服务的态度，具体表现为对中医药及中医药健康服务的信任程度、体验意愿、向他人传播的意愿等；三是行为型中医药健康素养，指居民在了解并掌握中医药健康医药基本知识和理念后，产生积极的中医药信念，形成对自身健康相关行为的改变能力。该研究认为中医药健康素养是指个体获取并理解中医药的基本理念与知识，以此形成积极的中医药信念、正确的行为与生活方式，达到提高预防疾病、增强体质、延年益寿的能力。

二、中医药健康素养的特性

（一）中医药健康素养的综合性

中医药健康素养是一种多维度的结构，是一系列获取、理解、评估和应用中医药健康相关信息的能力综合体。中医药健康素养也是中医药健康知识 / 理念、中医药健康技能 / 能力和中医药健康行为的综合，是生理、心理和社会健康的综合。中医药健康素养的综合性和复杂性，对中医药健康素养评价指标的全面性提出了更高的要求。

（二）中医药健康素养的互动性

中医药健康素养的主体是个人，但中医药健康素养的产生和发展要通过情境的互动来实现。人们不仅要基于以往的中医药健康知识和经验重新建构自己的认知过程，还要与健康信息的来源等周围的情境彼此互动，在动态变化中不断获得和应用中医药健康信息。

（三）中医药健康素养的连续性

中医药健康素养的发展是一个连续不断的过程，每个发展阶段都有各自的特点，需要掌握不同的中医药健康素养知识和技能，这也要求中医药健康素养应根据个体从学前期到老年期的不同身心发展阶段来设定有针对性的目标。

（四）中医药健康素养的目的性

中医药健康素养涵盖了医疗卫生、疾病预防、健康促进、公共服务等领域，有提升个体中医药健康知识、技能，减少疾病，维护和提高个人健康品质的个体目标，也有促进整个社会中医药健康素养水平提升，实现人、社会和环境整体健康发展的社会目标。

三、中医药健康素养评估意义

（一）理论意义

国内关于健康素养的研究主要停留在中医药素养、中医药健康文化素养、中医养生保健素养等方面，且其研究大多围绕普及中医药相关指示展开，而关于中医药健康素养方面的研究较少。

本研究创新性地提出以中医药理论为指导的居民中医药健康素养的研究，创新性地将"知信行"理论运用于居民中医药健康素养的评价指标体系构建。大量查阅和研读国内外学者对中医药素养的研究成果，系统梳理和总结了中医药理论对居民中医药知识、信念、行为的影响，构建了评价居民中医药健康素养的指标体系，并经信效度检验，其后在一定范围内对居民中医药健康素养进行了调查和评价。通过中医药健康素养调查，对居民中医药健康素养的结果进行分析与讨论，为以后中医药健康素养调查奠定理论基础，为卫生行政部门制定相关政策和措施提供理论依据，为有关研究提供理论和实践借鉴。

（二）现实意义

1. 强化中医理论指导 有助于深入开展基于中医理论基础的中医药健康素养的研究，为中医理论指导下的中医药健康素养研究提供借鉴，为居民中医药健康素养研究提供数据指标的采集和分析模式。

2. 提高居民中医药健康素养 通过测量居民中医药健康素养水平，深入研究居民中医药健康素养现状及其影响因素，为提高居民中医药健康素养提出有实用价值的具体对策建议。

3. 维护身体健康，提高生命质量 "健康中国2030"的目标之一是人民健康水平持续提升，健康素养大幅提高，健康生活方式得到全面普及。有研究表明中医药健康素养与生命质量呈正相关，有望通过中医药健康素养的提高改善居民的生命质量和健康水平，对促进健康中国建设有重要意义。

4. 发挥中医药优势 中医药在治未病中有主导作用、在重大疾病治疗中有协同作用、在疾病康复中有核心作用，居民中医药健康素养提升可以普及中医药知识，发挥中医药独特优势，让居民相信中医药并养成中医药健康行为，提高生活质量，保障居民健康，促进中医药文化和中医药事业发展，更好地服务于健康中国战略。

5. 弘扬中医药文化，牢固树立文化自信　中医药文化是以中国传统文化当中天人合一、天人感应、整体关联、动态平衡、顺应自然、中和为用、阴阳消长、五行生克等理念为内核，从整体生命观出发构建起一整套有关摄生、持生、达生、养生、强生、尊生、贵生等治未病的理论和方法，以及用针灸、推拿、经方等治已病的理论和方法。传承和弘扬传统的中医药文化，不但可以为振兴中医中药奠定深厚的文化基础，而且可以帮助人们更加深刻地认识中华优秀传统文化的精华，牢固树立文化自信。

四、中医药健康素养研究现状可视化分析

2022 年本项目组运用 CiteSpace 软件，对我国中医药健康文化素养相关研究进行了全面梳理和深入分析。CiteSpace 软件是陈超美博士开发的计量分析软件，利用纳入文献对数据进行统计处理，绘制共现知识图谱和突现词图谱等，通过图谱分析该研究领域的热点和发展前沿。

（一）资料与方法

1. 数据来源　以中国知网（CNKI）中学术期刊库为数据来源，设定"主题 = 中医药健康文化素养 OR 主题 = 中医养生保健素养 OR 主题 = 中医药健康素养"为检索条件，时间范围为 2009 年 1 月 1 日～ 2021 年 12 月 31 日，共检索到相关文献 204 篇。通过逐一筛选，剔除一部分无作者、新闻报道、科技成果等不符合标准的文献，最终纳入有效文献 107 篇。在美国 PubMed 数据库中以"publication date from 2006–01–01 to 2018（Chinese Medicine）OR（Traditional Chinese Medicine）AND（health literacy）"为检索条件，共检索到 231 条记录，排除无关文献、国际会议等 229 篇，最终仅有两篇英文文献。经仔细阅读后发现 2 篇英文文献与中国知网筛选后的文献重复，为避免重复分析，故不将 2 篇英文文献纳入分析。

2. 研究方法　运用 5.7.R2 版本的 CiteSpace 软件，对所有纳入数据进行研究分析。时间跨度设定为 2009 年 1 月 1 日～ 2021 年 12 月 31 日，时间切片为 1 年，对年度发文量、发文作者、研究机构、发文期刊和关键词进行共现分析和可视化分析，深度剖析我国中医药健康文化素养的研究热点及发展趋势。

（二）结果与分析

1. 年度发文量分析　2009 年第 1 篇中医药素养相关文献发表，2016 ～ 2020 年发文量总体呈增长趋势，2019、2020 年达到顶峰 26 篇，2021 年发文量有所下降。见图 1–2。

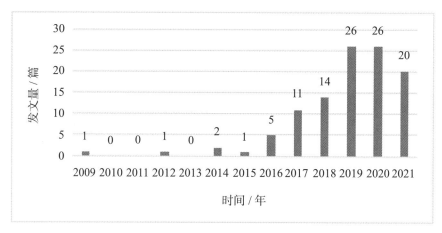

图 1–2　2009 ～ 2021 年我国中医药健康素养研究年度发文量

2. 发文作者分析　核心作者通常用以发文量衡量，表示在某研究领域内该学者具有一定影响力。通过文献计量学中普赖斯定律计算确定核心作者的最低发文量，其公式为 $Mp=0.749 \times \sqrt{Npmax}$（$Npmax$ 是指发文最多作者所发表的论文数）。经计算得出 $Mp=2.3684$，即发文量在 3 篇及以上的作者是我国中医药健康文化素养研究领域的核心作者。据统计，纳入文献中共有 190 位作者，其中发文量在 3 篇以上的核心作者有 18 位，主要是谭巍（10 篇）、刘倩（4 篇）、王慧（4 篇）等。见表 1–1。

表 1–1　我国中医药健康素养研究作者发文量排行表

序号	作者	
	姓名	发文量（篇）
1	谭巍	10
2	刘倩	4
3	王慧	4
4	郭颖	4
5	张治中	4
6	杜毅蓉	4
7	殷晓月	4

序号	作者	
	姓名	发文量（篇）
8	王然禹	4
9	陆一鸣	4
10	王素珍	3

3. 研究机构分布分析　发文机构图谱中共生成 111 个节点，78 条连线。见图 1-3。从图中的合作关系来看，北京中医药大学与山西中医药大学联系较多且紧密，而其他研究机构之间缺少合作，主要是杭州、安徽、上海的高校及科研院所，尤其是以医学院校为主。发文量最多的是北京中医药大学（含北京中医药大学管理学院），共发文 11 篇，其次是甘肃省医院管理中心、延边大学护理学院各发文 4 篇。一定程度上说明，这些高校是中医药健康文化素养的研究主力。见表 1-2。

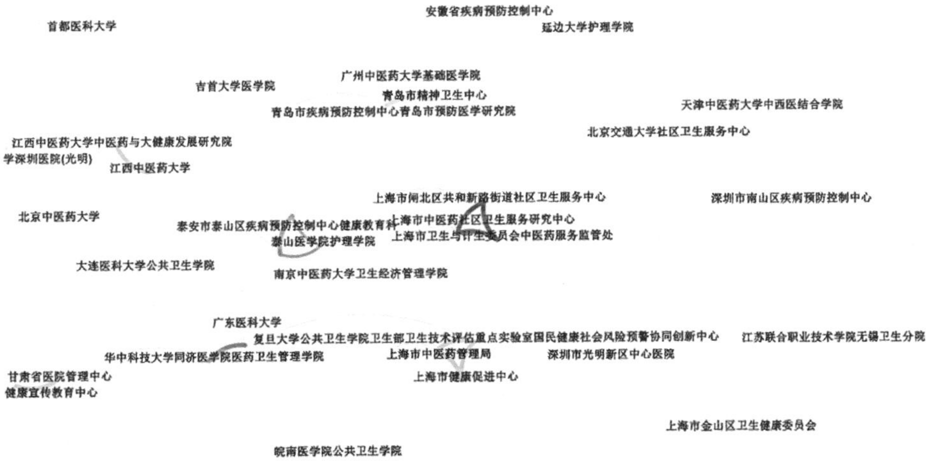

图 1-3　我国中医药健康素养研究机构分布

表 1-2　我国中医药健康素养研究机构发文量排行表

序号	机构	
	机构名称	发文量（篇）
1	北京中医药大学管理学院	7
2	甘肃省医院管理中心	4
3	延边大学护理学院	4
4	北京中医药大学	4
5	杭州师范大学医学院	3

续表

序号	机构	
	机构名称	发文量（篇）
6	安徽省疾病预防控制中心	3
7	上海市健康促进中心	3
8	江西中医药大学中医药与大健康发展研究院	3
9	皖南医学院公共卫生学院	2
10	广州中医药大学基础医学院	2

4. 发文期刊分析 2009～2021 年发表相关文献的期刊共有 67 种。核心期刊仅 10 种，文献有 25 篇，占全部发文量的 23.36%。该领域的高质量文章较少，行业影响力不高。所有期刊中发文量最多的期刊为《中国健康教育》，为 15 篇，其次是《健康教育与健康促进》《中医药管理杂志》，均为 8 篇。发文量前 5 的期刊，多为卫生管理研究领域的期刊。见表 1-3。

表 1-3 载文量排名前 5 的期刊

序号	期刊名称	载文量（篇）	占比（%）
1	《中国健康教育》	15	14.02
2	《健康教育与健康促进》	8	7.48
3	《中医药管理杂志》	8	7.48
4	《中国初级卫生保健》	5	4.67
5	《中国中医药现代远程教育》	3	2.80

5. 高频关键词共现分析 高度概括一篇文章主要内容的词可以被称为关键词，分析关键词可探寻该研究领域的研究热点。利用 CiteSpace 软件分析得到我国中医药健康文化素养研究的关键词知识图谱（图 1-4）。关键词共现图谱中共有 147 个节点，246 条连线。共现图谱中节点是连接不同热点之间的关键枢纽，节点的圆圈越大表示该关键词出现的次数越多，中介中心性越高则表示该关键词的影响力越大。选取频率较高的前 10 名，其中影响因素、健康素养、中医养生、中医、中医药的中介中心性较其他关键词偏高，可视为连接我国中医药健康文化素养研究领域的重要节点，是该研究领域的热点。详见表 1-4。

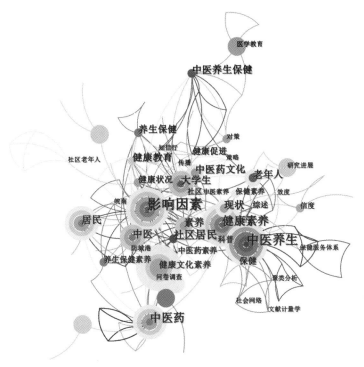

图 1-4　我国中医药健康素养研究关键词共现知识图谱

表 1-4　我国中医药健康素养研究前 10 位高频关键词及其中心性

序号	关键词	频次	中心性	时间（年）
1	影响因素	26	0.52	2014
2	中医药	19	0.15	2009
3	健康素养	14	0.29	2018
4	中医养生	13	0.20	2014
5	居民	13	0.08	2015
6	中医	12	0.17	2015
7	大学生	10	0.11	2017
8	中医养生保健素养	10	0.12	2017
9	中医养生保健	9	0.12	2016
10	健康文化素养	9	0.01	2019

6. 高频关键词聚类分析　对关键词进行聚类分析，发现聚类值模块 Q 值为 0.7088（$Q > 0.3$），平均轮廓值 S 为 0.8852，说明该图谱的聚类结果是显著性的，且聚类结果可信。聚类图谱显示共得到 6 个有效聚类，根据各聚类模块所包含的关键词进行归纳总结，可将 7 个聚类标签归纳为中医养生保健（#0、#2），中医药健康文化素养（#1、#4），中医药文化研究（#3、#5、#6）。见图 1-5。

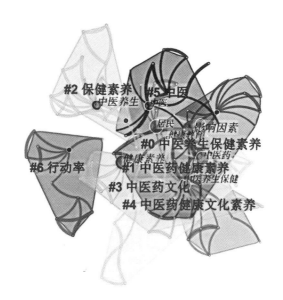

图 1-5　我国中医药健康素养研究关键词聚类图谱

7. 高频关键词时间线分析　选择"timeline"绘制时间线图谱，对聚类的时间跨度及关联进行可视化分析。在中医养生保健素养聚类模块中，关于影响因素研究的热度最高，从 2014 年开始，关于中医养生保健和中医药健康文化素养的影响因素研究得到重视，发文量开始增多。而 #0（中医养生保健素养）、#1（中医药健康素养）、#2（保健素养）、#3（中医药文化）所代表的研究领域时间跨度相对较长，是持续不衰的研究热点。见图 1-6。

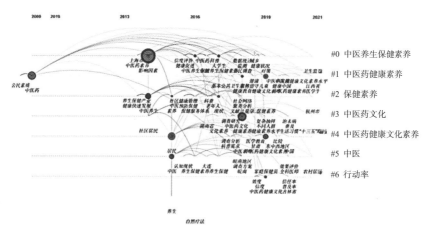

图 1-6　我国中医药健康素养研究关键词时间线图谱

8. 突现词分析　在某一个时间段内出现频次或使用频次较多的关键词也被称为突现词，表明在某段时间内该研究得到较大关注，因此通过突现词可反映该时间段的研究热点和发展变化趋势。通过对关键词进一步分析，得到我国中医药健康文化素养研究领域中的 12 个突现词（图 1-7）。从突现度看，中医养生保健素养、中医养生、社区居民、中医养生保健等词的突现较强。从持续时间看，2018 年及以前的研究热点主要是社区居民的中医养生相关知识的科普和中医养生保健素养的调查；2019 ～ 2021 年主要围绕中医药健康文化和问卷信效度进行研究。效度作为一个全新的关键词出现在近年的研究中，说明在中医药健康文化素养研究中，研究者依据各自要求编制量表，并检验其信效度，间接说明大家重视问卷质量。

排名前 12 位的关键词和最强突现

关键词	年份	强度	开始	结束	2009-2021
中医养生	2009	1.78	2014	2017	
社区居民	2009	1.76	2014	2016	
养生	2009	1.06	2015	2017	
素养	2009	1.84	2015	2016	
中医养生保健	2009	1.42	2016	2017	
中医养生保健素养	2009	1.8	2017	2018	
养生保健	2009	1.13	2017	2018	
科普	2009	0.91	2017	2018	
保健	2009	0.91	2017	2018	
中医药健康文化	2009	1.13	2019	2021	
甘肃	2009	0.45	2019	2021	
效度	2009	0.45	2019	2021	

图 1-7　我国中医药健康素养研究突现词图谱

（三）研究述评

根据上文研究结果可知，2016 年该领域发文量呈增长趋势，在 2019 年发文量达到顶峰，这可能与 2016 年我国首次开展中国公民中医药健康文化素养调查有关。在此后，政府相关部门出台了《中医药健康文化推进行动实施方案（2016—2020）》《中医药文化建设"十三五"规划》等政策文件，越来越重视中医药事业的发展，并积极开展推进中医药文化发展的活动，加快中医药文化的传承与发展，大力推动中医药文化的建设，促进全民中医药健康文化素养提高，成为研究学者们关注该研究领域的推动力。

从图 1-3 研究机构分布图可以发现，研究机构的地理位置分布较为广泛，主要是各地区的医学类高校，卫生健康服务中心等机构也有相关研究；同时还形成了以北京中医药大学谭巍、王慧、郭颖等为核心的研究团队，成为该领域内规模最大的作者合作平台，但研究学者未能打破地域限制，各地研究机构的交流合作不够。

影响因素在高频关键词中具有较高的中介中心性，说明其影响力较大。近些年来各地区针对公民开展中医养生保健素养或中医药健康文化素养调查，目的就是了解当地的素养水平，并分析影响因素，从而为制定有关政策和措施提供科学依据，更能体现国家重视中医药健康文化知识的普及工作。通过影响因素的分析，能针对性地开展中医药健康文化知识的普及，从而提高中医药健康素养。

结合关键词聚类标签可将研究热点归纳为中医养生保健、中医药健康素养、中医药文化3类。中医养生保健的研究热点主要是中医养生保健素养现状及影响因素、中医养生保健产业发展、中医养生保健服务体系等方面。中医药健康素养的研究热点是调查不同地区、不同人群的中医药健康文化素养和5个维度的素养水平，了解不同人群中医药健康文化知识的具备情况，还有调查会了解不同人群中医药健康素养水平，即包括个体的态度以及行为对健康的影响。此外不同的研究机构会根据研究目的修改测量条目，重新编制调查问卷并进行质量评价分析。中医药文化的研究热点则是中医养生、治未病等中医药文化知识普及，加强医学教育等人才培养等方面。

依据关键词时间线图谱可以了解现阶段研究趋势。2009年"公民素养""中医药"出现，"影响因素"也成为2014年后出现频率最高的关键词。在2016年后，"健康素养""中医养生""中医药健康文化素养"等不同关键词凸显，随着《"健康中国2030"规划纲要》实施，全国各地区为了加强中医药健康文化传播和知识普及的工作，深入开展"中医中药中国行——中医药健康文化推进行动"等系列活动，该阶段中医药健康文化素养及中医药文化知识等研究热度增高，体现整个社会对中医药健康素养的研究不仅是了解公民中医药健康文化素养现状，今后如何提升中医药健康知识普及率是未来研究的明显趋势，但如何将中医药文化真正与中医药健康素养相融合，促进中医药文化的传承与创新，需要研究者进行更全面且深入的研究。未来在国家政策的扶持下，中医药健康文化将会迎来更好更快的发展，我们认为未来对中医药健康素养的研究应持续监测重点人群的中医药文化知识的普及情况、不同地区和人群的中医药健康素养水平、公民中医药健康行为、从多角度深度挖掘中医药健康素养与健康相关指标的相关性、居民中医药健康文化需求，提高公民中医药健康行为、设计调查问卷的指标体系，保证问卷质量。

第二章

中医药健康素养评估指标体系框架

第一节　中医药健康素养评估基础

一、中医药健康素养研究现状

（一）中医药健康素养评估工具研究

1.国外相关评估工具研究　国外有关健康素养的研究主要分为两大视角：临床视角和公共卫生视角。以美国为代表的临床视角认为健康素养是一种危险因素，侧重于衡量个体是否具有足够的能力来处理面对的医学相关活动，强调能获得和正确运用医疗信息的能力，目的是提高患者的依从性，促进医患之间进行良好沟通，使患者更好地配合治疗。由 Davis 等人于 1991 年研制的成人医学素养快速评估量表（rapid estimate of adult literacy in medicine，REALM）和 Parker 等人于 1995 年研制的成人功能性健康素养测试（test of functional health literacy in adults，TOFHLA）是国外应用最广的两种健康素养评估工具，主要用于帮助医生在基层医疗卫生机构筛选低健康素养的患者。而以英国、加拿大为代表的公共卫生视角认为健康素养是个人的一种资本，侧重于将健康素养和健康促进相联系，把健康素养放在社会环境中，认为其在个体、社会和环境中起控制作用，是提高自我健康管理和影响健康因素的能力，个体通过参与医疗体系，改变医疗体系，最终可以促进社会健康。

近年来国外对健康素养的研究不是仅从一门学科出发进行研究，而是着重以跨学科、多学科交叉展开多元化的研究。另外，将临床医学导向和公共卫生导向结合起来进行研究也成为卫生事业各领域学者探讨的项目。Nutbeam 将健康素养分为三个方面：功能性健康素养、互动性健康素养和批判性健康素养。目前，国外健康素养评价体系主要有四大类：视读类健康素养测试、理解类健康素养测试、理解运用类健康素养测试和健康素养快速甄别测试。

2.国内相关评估工具研究 国家统一使用的是《中国公民健康素养调查问卷》和《中国公民中医药健康文化素养问卷》，还有很多其他学者也进行了相关探索。

中国现有的中国居民健康素养评估方法包括两种，中国公民健康素养评估以《中国公民健康素养基本知识和技能（2015年版）》内容编制的《中国公民健康素养调查问卷》为基础；城市公众健康素养最简略的版本是2014年庄润森等学者用于快速识别健康知识水平较低的人群，并对这些人群实施干预措施所设计。

2014年之前关于中医药素养的调查较少，随着中医药的独特优势得到认可，大众对中医药愈加重视，近几年对中医药素养的调查逐步增多。中国居民中医药健康文化素养评估是2014年谭巍和靳琦等学者第一次对全国公民展开中医健康保健素养的调查。2016年，国家中医药管理局组织多个领域的专家进一步修订完善了当前在健康素养调查领域所使用的一系列调查问卷，将其综合为一个统一的量表，并命名为《中国公民中医药健康文化素养问卷》。

（二）中医药健康素养应用研究

中医药健康素养的调查研究主要集中在中国国内，测量工具大多基于全国统一编制的《中国公民中医药健康文化素养问卷》，也有部分学者使用自行编制的问卷进行调查。采用整群抽样和概率比例抽样的方法，在数据收集和统计描述的基础上，对其进行影响因素分析。经过文献研读，将目前已有的中医药健康素养调查以研究对象的不同为划分依据进行分类，结果如下：

1.针对15～69岁居民 王素珍（2020）采用自行编制的问卷对江西省15个县（市、区）的1480位居民进行调查：江西省居民整体中医药健康素养水平为7.57%。孙延波（2020）使用《中国公民中医药健康文化素养调查问卷》对辽宁省3个县（区）居民进行调查：辽宁省居民中医药健康文化素养总体水平为13.1%，其独立影响因素为文化程度和职业。朱冰（2020）采用《2017年中国公民中医药健康文化素养调查问卷》对安徽省12个县（区）居民进行问卷调查：安徽省居民的中医药健康文化素养水平为19.46%。吕冰慧（2020）采用《中国公民中医药健康文化素养调查问卷》对上海市居民进行调查：上海市居民中医药健康文化素养水平为22.5%。郭丽（2018）采用《2016年中国公民中医药健康文化素养调查问卷》对泰安市泰山区城市社区人口进行调查：泰安市泰山区城市社区居民中医药健康素养水平合格率为 30.00%。韩雪（2019）采用《中国公民中医药健康文化素养调查问卷》对山西省 9 市县（区）居民进行调查：山西省居民中医药健康素养水平为 11.72%。季舒铭（2019）采用北京中医药大学编制的《中国公民中医药健康文化素养调查问卷》对甘肃省居民进行调查：甘肃省居民中医药健康素养水平具备率为 10.7%。陈艳艳（2017）采用自行设计的问卷对防城港市防城区社区居民进行调查：防城港市防城区社区居民中医药健康素养具备率为 7.9%，影响居民中医药健康素养的重要因素是文化程度、职业。袁婧怡（2020）采用北京中医药大学编制的《中国公民中医药健康文化素养调查问卷》对吉林省人口进行调查：吉林省居民中医药健康文化素养具备率为 8.6%，文化程度、职业、家庭年收入是影响其中医药健康文化素养水平的因素。

2. 针对大学生　高多多（2020）采用自行设计的问卷对山西某高校 2600 名学生进行调查：大学生中医药健康文化素养水平为 19.74%。李雅琪（2017）采用自行设计的问卷对在校大学生进行调查：342 名大学生中具有中医养生保健素养的人数占 51.8%。张文韬（2019）使用自行设计的问卷对四川省 7 所非医学类高校大学生进行调查：四川省高校大学生中医药素养指数为 46.45%。龚玉凤（2020）采用自行设计的问卷对龙岩市某高校在校学生 620 名开展调查：大学生中医养生保健素养具备率为 22.7%。此外，针对中医养生保健的认知程度、信念、行为等方面，性别、专业、居住地不同的大学生存在显著差异。吕永莲（2019）采用自制的问卷对延边地区某高校 590 名学生进行调查：结果表明，该校大学生中医养生保健素养得分为（125.0±11.42）分，从统计学角度来看，不同年龄、年级、专业、自评健康状况存在显著差异。郭颖（2018）采用自行设计的问卷对北京市非医药类院校在校大学生进行调查：其中医药文化科学素养水平为 27.27%。陈怡（2018）采用自行编制的问卷对杭州市 7 所高校的在校大学生展开调查：杭州市大学生中医养生保健素养水平为 20.1%，性别、年级、学校、民族、直系亲属是否患慢性病是其中医养生保健素养水平的重要影响因素。

3. 针对其他人群　邹思梅（2020）采用 2014 年《中国公民中医养生保健素养调查问卷》对深圳市 53 名全科医师进行调查：全科医师的中医养生保健素养水平为 75.00%，全科医师中医养生保健素养主要受年龄、医师类别、自我健康评价等因素影响。聂维辰（2017）采用自行设计的问卷对 8 所高中进行中医药素养调查：中学生中医药素养水平偏低，仅为 3.84%。郭丹丹（2017）采用自行设计的问卷对武汉市高校教师进行调查：404 名教师中具备中医养生保健素养的比例为 36.9%，性别、文化程度、年龄是其主要影响因素。康丽杰（2019）采用自行设计的问卷对承德市城市与乡村 60 ～ 85 岁老年人进行调查：承德市老年居民对中医养生保健在认知程度上处于良好水平，但整体的中医保健素养水平偏低，另外，城乡之间存在明显差异性。

二、中医药健康素养评估理论基础

评估指标体系的构建需要基于一定的理论基础，本项目组构建的三套中医药健康素养评估指标体系分别基于不同的理论。2018 年"江西省居民中医药健康素养与生命质量相关性研究"采用的理论为知信行理论、行为阶段改变理论、Baker 健康素养模型。2020 年"居民中医药健康素养问卷的研制及初步应用研究"的理论基础为知信行理论和形神合一理论。2022 年"居民中医药健康素养水平测量及影响因素研究"使用的理论为天人合一整体观、顺时养生、社会认知理论、知信行理论、行动者网络理论。

（一）知信行理论

"知信行"（knowledge–attitude–practice，KAP），由美国哈佛大学教授梅奥等人于 20 世纪中叶提出，后经过高曲曼发展，是有关行为改变较成熟的健康教育理论。"知 – 信 – 行"理论将人们的行为分为获取知识、产生信念、形成行为三个连续过程。

健康信息指与健康有关的信息，通常以文字、音频、图片等信息媒体承载出来，这些信息被人们理解和知晓后才转化为知识，信念是个体对健康知识的态度，健康行为指在健康知识和健康信念的驱动下形成的有利于健康水平提高的行为，包括形成健康行为和改正不健康行为。KAP 理论（图 2–1）认为知识转变成行为尚需要外界条件，例如健康教育的干预，态度的转变是行为改变的前提，由知识变成信念就能支配人的行动，帮助人们形成健康的生活方式并改变不健康的行为，降低危险因素的伤害，达到预防疾病、增进健康的目的。所以"知 – 信 – 行"三者的关系为：知是基础，信是动力，行是目标。

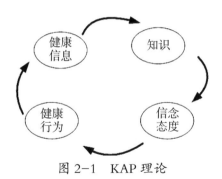

图 2-1　KAP 理论

（二）行为阶段改变理论

1982 年 Prochaska 和 Di-Climente 在一个戒烟项目中提出了阶段改变理论模型（changing stages model）。该理论认为人的行为变化是一个过程而不是一个事件，将人们的行为改变划分为五个阶段：①无转变打算阶段：个体可能没有意识到自己的行为存在问题或者意识到行为有问题但无意去改变，也可能是以前改变过，但因为能力问题没有改变成功，在未来 6 个月内不会去改变行为。②打算转变阶段：个体已经认识到自身不良行为及改变行为后的益处，但可能存在一些困难，面临是否改变行为的矛盾阶段。③准备阶段：个体已经开始针对要改变的行为做出一些努力，并在未来一个月内将会改变行为。④行动阶段：个体在过去 6 个月的行为已经有所改变，但有些行为并没有达到降低健康危险的程度或者新行为断断续续地进行。⑤维持阶段：个体已经维持新行为超过 6 个月，达到预期目的。行为阶段改变理论涉及认知心理和行为层面，并认为要针对个体所处的不同阶段采取不同的干预措施。

（三）Baker 健康素养模型

美国学者 Baker 于 2006 年提出一个健康素养模型，他认为健康素养与健康产出之间有很大关联性。Baker 健康素养模型包含两个主要部分：个人能力和健康素养。个人能力包括阅读流畅性和先验知识，阅读流畅性是指处理书面材料形成新知识的能力，包括文字图表的阅读能力和计算能力；先验知识是患者在阅读健康相关材料或和医务人员交流前就已经掌握的词汇和概念性知识。健康素养包含健康相关书面素养和健康相关口语素养，健康素养高低取决于个人能力和医疗卫生环境中接触到的材料复杂性，健康素养高会带来新知识、形成积极的态度、更高的自我效能和健康的行为，从而改善健康结局，具体理论模型见图 2-2。

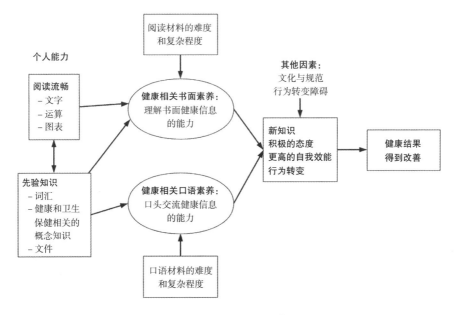

图 2-2　Baker 健康素养模型

（四）"形神合一"理论

"形神合一"是中医理论的指导思想——整体恒动观，在中医心理学基础理论中的具体体现，是中医心理学基础理论的基础。神的概念内涵是一元的，即为"生命之主"，但其外延是广泛的，既包括心理方面的，也包括生理方面的。"形神合一"理论的具体内容，为中医心理学的心理生理统一观奠定了坚实的理论基础。它长期以来有效地指导着中医的临床实践，并为现代科学进一步阐明生命的本质，以及疾病发生的规律，提供了若干宝贵的线索。

关于形体与精神的辩证关系、"形神合一"的健康观，早在 2000 多年前《黄帝内经》就已经进行了系统的论述和分析，不光是在理论的基础上建立了一套完整的体系，而且将与中医药有关的诊断、治疗、预防和养生等各个领域贯穿起来。《黄帝内经》对人体健康问题的评价中，认为最重要的观测指标体现在神气方面。它从形与神的关系出发，提出人体要实现"形神合一"的健康标准，必须做到形神兼具。即不仅仅包括人没有身体的疾病，也包括没有精神和心理的疾病，也就是要高度重视形体与精神的协调一致，形神与自然环境的协调一致。

《黄帝内经》确立了中医学的整体医学模式，其涵盖了人体、环境、形神统一。它所传达的理念是人体与自然环境、社会环境是密不可分的。基于此，本次研究以人的躯体和精神为基础指导居民中医药健康素养知识维度条目的设计，使居民深入了解"形神合一"的健康标准。

（五）天人合一整体观

《黄帝内经》认为人与天地自然是一个紧密联系的统一整体。人类生命的存在与发展是依赖于天地之间的阴阳之气，是不能脱离自然界的环境而独立存在的，每个生命都要遵循天地阴阳变化的规律，共同受阴阳法则的制约。一旦人类生命的存在与发展违背自然界发展和变化的规律，与自然界的阴阳变化不相适应就会发生疾病。如《素问·宝命全形论》曰："人以天地之气生，四时之法成。"《素问·生气通天论》云："生之本，本于阴阳。"《素问·四气调神大论》云："阴阳四时者，万物之终始也，死生之本也，逆之则灾害生，从之则苛疾不起。"《灵枢·本神》曰："故智者之养生也，必顺四时而适寒暑。"《黄帝内经》认为人的生理功能和病理状态与天地自然紧密相关，只有顺时而养，才能保持人体内环境的稳态；若违背自然规律，或者自然气候变化强度超过了人体自我调节能力阈值，则会直接或间接导致疾病的发生发展。因此人体想要达到健康状态就要顺应大自然的发展规律，顺应阴阳的变化，使人体与大自然合为整体。

（六）顺时养生观

顺时养生是使人体顺应自然四季、昼夜的变化规律，保持与自然之间的平衡以及自身阴阳平衡的养生方法。其中四时阴阳变化明显，物候差异较大，对人体影响尤为突出。《素问·宝命全形论》道："天覆地载，万物悉备，莫贵于人。人以天地之气生，四时之法成。"基于自然界阴阳消长的客观规律，万物存在着春生、夏长、秋收、冬藏的特点；人想要预防疾病和身体健康长寿，就要遵循自然界四时阴阳的变化规律，调摄情志，保全形体，才能达到预防疾病、延年益寿的目的。《素问·四气调神大论》提出："夫四时阴阳者，万物之根本也。所以圣人春夏养阳，秋冬养阴。"《灵枢·本神》谓："故智者之养生也，必顺四时而适寒暑，和喜怒而安居处，节阴阳而调刚柔。如是则僻邪不至，长生久视。"所以人类生命要重视养生之法，顺应自然界四时阴阳的变化规律，调节自身的脏腑气机，使其适应自然节律、顾护形神。

（七）社会认知理论

20 世纪 70 年代末，美国心理学家班杜拉（Albert Bandura）提出社会认知理论（social cognitive theory）。该理论是在传统行为主义人格理论的基础上，加入认知成分最终形成社会认知理论，主要分为三个部分（三元交互决定论、观察学习和自我效能），其中三元交互决定论是理论核心，是指个人通过个体的主观特征来引起或激活环境的反应，不同环境的反应也会引起个人主观情绪的变化。行为在人与环境之间充当中介的作用，不仅受个人的支配也受环境的制约，是个人用来改变和适应环境的有效手段，说明个人、环境、行为三者之间是相互决定和影响的。基于此，部分研究学者认为影响行为的因素应包含个人、环境，还有行为本身。

（八）行动者网络理论

20世纪80年代中期，法国社会学家卡龙和拉图尔为代表的（巴黎学派）科学知识社会学家提出行动者网络理论（actor-network theory）。该理论认为所有行动者的共同作用能够促进目标的实现，某个行动者的缺失或消极应对都会影响整个网络的高效运行。各个行动者通过相互协调达到目标，维护整个联盟的凝聚力和向心力，形成一个动态平衡的网络体系。该理论主要是行动者、网络和转译过程三个部分，见图2-3。

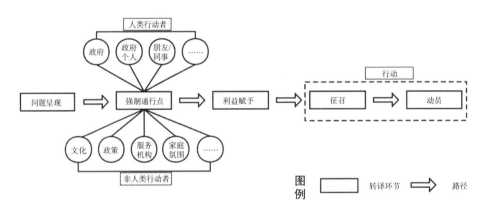

图2-3 居民中医药健康素养行动者网络构建过程

1. 行动者 拉图尔认为"行动者"不仅包括如相关机构、人员等传统上作为主体的人，还包括如观念、技术、政策等传统上被视为客体的物，其中核心行动者是指对网络起主导作用的行动者。

2. 网络 拉图尔认为，在每一行动中资源散落在多个节点上，这些节点互相连接从而组成一个覆盖全部角落的网络。拉图尔认为在科学研究中要努力消除自然和社会、主观和客观之间的二元对立，"自然"因素和"社会"因素是同等地位。而且他认为人类行动者和非人类行动者都是转译者，他／它们行动的过程就是转译的过程，行动产生转译，转译连接成点，点进而组成网络。强制通行点是在网络变化与发展过程中，核心行动者把各种行动者有效招募并转译在一个强有力的必经之点，也是克服不同行动者之间出现异议的一种流动秩序。

3. 转译　转译是指核心行动者通过转换，将自身的兴趣和利益与其他行动者的兴趣和利益相关联或保持一致，从而使其他行动者对由其主导构建的网络认可并参与。在行动中所有的行动者都要参与转换和被转换，转换既是兴趣和利益相关联的过程，也是行动者角色界定和力量转换的过程。

转译有四个基本环节：问题呈现、利益赋予、征召和动员。"问题呈现"是不同行动者关注的对象问题化，将问题变成实现各异质行动者的共同目标（强制通行点）。"利益赋予"是核心行动者对其他行动者身份的界定，使其能够被征召成为网络中的成员，并且通过调整行动者之间的各种利益来充分赋予空间发展的利益。"征召"是吸引各个行动者加入网络的构建过程，核心行动者通过采取一定手段让人类行动者和非人类行动者在网络中扮演着相应的角色。"动员"是核心行动者晋升为整个网络的发言人，对其他行动者行使权力来维护网络稳定。

通过研究已有文献发现，在调查居民中医药健康素养水平的过程中，大部分研究仅考虑居民学习到的知识、形成对中医药态度以及中医药健康相关行为。行动者网络中的"非人类行动者"观点有利于对除了居民个体的分析，对居民所处的中医药文化氛围、政策落实情况、中医药相关服务机构以及家庭氛围等非人类行动者进行分析；"网络"观点则认为人类行动者和非人类行动者之间是一种相互认同、相互承认、相互依存又相互影响的关系。由此可以说明不仅是人类行动者对居民中医药健康素养会产生影响，非人类行动者也会产生一定的影响，对居民中医药健康素养提升具有一定的促进作用。

三、中医药健康素养评估方案

为监测居民中医药健康素养水平，积极推进健康中国建设，项目组依据相关理论，研制了一份更加全面有效的居民中医药健康素养调查问卷，并以江西省居民为例进行实际调查运用，研究方案如下。

（一）研究目的

1. 编制《居民中医药健康素养调查问卷》 基于中医学和社会学的相关理论，研制符合中医药理论体系的中医药健康素养调查问卷——《居民中医药健康素养调查问卷》，为了解居民中医药健康素养水平提供客观、便捷的评价指标。

2. 探讨居民中医药健康素养影响因素 基于实地和网络的问卷调查，并对其进行数理统计分析，发现居民中医药健康素养的现状和影响因素，为提升居民健康水平提供参考。

（二）研究方法

1. 文献研究法 基于 CNKI、维普、万方等中文数据库，PubMed、Web of Science 等相关外文数据库，以"中医药""中医药素养""健康素养""中医药健康素养"等关键词进行检索，对健康素养、中医药健康素养的国内外相关研究动态进行梳理，并参考中医药相关书籍，为构建中医药健康素养评估体系奠定理论基础。

2. 专家访谈法 对中医学、中药学、中医文化学和卫生事业管理类等相关领域权威专家，主要围绕中医理论、中药相关知识、中医药健康素养指标体系的构建以及中医药宣传情况等问题进行访谈。

3. 德尔菲专家咨询法 通过 E-mail 的形式给专家发放多轮专家咨询问卷，寻求并收集专家的意见，在此基础上对问卷条目进行筛选和修改，然后逐步统一各位专家的意见和建议，最终形成《居民中医药健康素养调查问卷》。

4. 问卷调查法 本研究采用实地调查和网络调查相结合的方式收集数据，实地调查法采用多阶段分层抽样或整群随机抽样等方法。

5. 数理统计法 运用 Excel、SPSS 等软件对问卷调查所获得的数据进行一般性统计、信效度检验、描述性统计分析、列联表分析、Logistic 回归等统计分析，了解居民中医药健康素养水平现状及影响因素。

（三）研究路径

根据研究思路和研究目的，制定本研究技术路线图，见图 2-4。

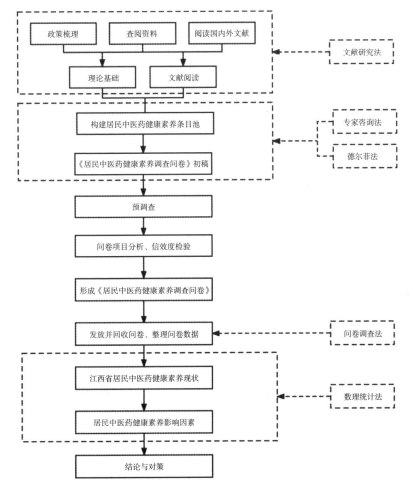

图 2-4　本研究技术路线图

第二节　中医药健康素养评估指标

一、评估指标构建原则

本研究评估指标的选择应按目的性、科学性、代表性、可获得性、客观性、可行性六大原则。

1.目的性　以评估的目的为导向选择指标，所选择的指标需与评估的目的紧密相关，且有利于促进评估目的的实现。

2. 科学性 指标的含义、内容要符合逻辑，能够揭示客观事物的特定规律性，要用科学方法对评估体系进行质量检验，可信度高。

3. 代表性 能够准确反映居民中医药健康素养水平现状，所选择的指标能够代表在不同角度下评价我国居民中医药健康素养水平。

4. 可获得性 在运用该评估体系进行评价时，所需的资料应是较容易收集，不需要耗费较大的人力物力财力。

5. 客观性 指标能客观地反映江西省居民中医药健康素养的实际情况，既要有定性指标又要有定量指标，以量化指标为主。

6. 可行性 响应国家中医药建设规划要求，评估指标与国家统计局对中医药健康文化素养水平评价的要求吻合，并参考国家版《中国公民中医药健康文化素养调查问卷》，问卷回答时间在 15 分钟左右。

二、评估维度

本项目组 2018 年"江西省居民中医药健康素养与生命质量相关性研究"和 2020 年"居民中医药健康素养问卷的研制以及初步应用"中均以"知信行理论"和"中医养生理论"为依据，将中医药健康素养划分为知识型中医药健康素养、信念型中医药健康素养和行为型健康素养三个维度。

2022 年，项目组基于前期研究工作，在原有理论背景的基础上，将社会认知理论和行动者 – 网络理论融入评估中医药健康素养当中，展开了新的研究——居民中医药健康素养水平测量及影响因素研究。该研究分析环境因素对于中医药健康素养的影响，提出了新的维度，即环境维度，从而将评估中医药健康素养分为四个维度，即环境、知识、态度、行为维度，研制出新的居民中医药健康素养问卷。详细见表 2-1。

表 2-1   本项目组成果对中医药健康素养维度划分

项目组主要成员		时间	课题名称	维度
张雪艳	王素珍 *	2018	江西省居民中医药健康素养与生命质量相关性研究	知识、信念、行为
张佳萌	王素珍 *	2020	居民中医药健康素养问卷的研制以及初步应用	知识、态度、行为
李静	王素珍 *	2022	居民中医药健康素养水平测量及影响因素研究	环境、知识、态度、行为

注：* 表示导师。

三、指标条目与观测点

问卷维度和条目的权重反映了各维度和条目在问卷中的重要程度和作用大小。本项目组依据中医药健康素养概念、内涵和相关理论基础筛选问卷条目并建立问卷指标条目池，采用专家访谈法和德尔菲专家咨询法对问卷条目进行两轮修改，进而获得最终指标条目。

条目池编制原则：①编制的问卷内容要紧紧围绕研究主题，做到有据可依。②所选条目通俗易懂，语言表达要严谨、清晰，同时条目要具有针对性，能够准确地反映研究目的。③研究编制的问卷过程中，条目内容简明扼要，条目内容不同且不存在包含与被包含的关系，具有针对性，对于调查的实际内容要尽可能准确地予以反映。④条目的表述尽可能避免使用疑问句和否定句，应使用陈述句。⑤条目的表述应与我国文化背景以及汉语言表达习惯相契合，条目内容为居民日常生活中所能接触到的知识，为了方便测量，条目数量不能过多也不能过少，要适中。三项研究指标条目与观测点如下。

（一）2018年"江西省居民中医药健康素养与生命质量相关性研究"

本项目组从"省域（江西）中医药健康服务统计调查试点研究"中个人基本情况、中医药健康素养和健康相关生命质量三部分选取的指标重新组成《江西省居民中医药健康素养和生命质量情况调查问卷》开展研究。

1. 个人和家庭基本情况　选取性别、年龄、文化程度、婚姻状况、就业状况、社会保险类型、商业保险情况、体质指数、慢病患病情况、人均月收入等个人基本情况及户口性质、家庭人口数、家庭氛围、居住环境等家庭基本情况共14个条目，组成个人和家庭基本情况表。

2. 中医药健康素养　根据中医药健康素养的概念界定，采用半结构化访谈、修正后的项与总计相关性以及克朗巴赫系数相结合的方法筛选原始问卷条目池中反映知识型中医药健康素养、信念型中医药健康素养、行为型健康素养内涵的条目。首先排除与中医药健康素养内涵不相关的条目，然后在剩余条目中排除修正后的项与总计相关性较低且删除项后克朗巴赫系数变高的条目，最终确定30个条目，组成中医药健康素养量表，其中知识型中医药健康素养18个条目，信念型中医药健康素养6个条目，行为型健康素养6个条目，详见表2-2。

表 2-2　中医药健康素养量表条目

中医药健康素养三维度	条　目
知识型中医药健康素养	运动养生（E34）、经穴养生（E32）、饮食养生（E31、E36、E37）、中医药文化（E28、E29）、中药煎煮（E39、E40）、中医诊断方式（E30）、中药概念（E33）、中药治疗（E38）、整体健康观（E01、E10、E11、E12、E13、E19）
信念型健康素养	中医的信任程度（D01、D02）、运用中医药知识的意愿（D07、D071）、体验中医服务的意愿（D03）、传播中医药知识的意愿（D08）
行为型中医药健康素养	吸烟状况（D10）、饮酒情况（D11）、锻炼情况（D12）、体验中医药健康服务情况（D04、D05、D09）

3. 健康相关生命质量　选取整个 EQ-5D-3L 健康相关生命质量量表，该量表由行动能力（mobolity，MO）、自我照顾能力（self-care，SC）、日常活动能力（usual activities，UA）、疼痛或不舒服（pain/Discom，PD）、焦虑或抑郁（anxity/depression，AD）五个维度和视觉模拟刻度尺两部分组成。每个维度包含三个等级，代表问题存在的不同程度，依次为无任何问题、有些问题、有极度问题。考虑到 EQ-5D 五维度的权重不同，健康相关生命质量采用中国版 EQ-5D 健康效用值积分体系换算成健康效用值；视觉模拟刻度尺用百分制的方法测量居民的自评健康状况，"0"表示最差健康状况，"100"表示最好健康状况，由调查对象根据自己当天的健康状况进行评分。

（二）2020 年"居民中医药健康素养问卷的研制及初步应用研究"

项目组成员通过查阅回顾中医药素养相关政策、书籍和文献，熟悉国内外中医药素养发展水平，查阅并整理现使用的中医药素养相关的评价指标体系，以知信行理论为基础初步拟定居民中医药健康素养问卷的三个维度，具体包括中医药健康相关知识，公众对中医药健康素养的态度，公众在学习到中医药相关知识、树立正向的态度后改变自身健康的行为；以形神合一理论为支撑构建居民中医药健康素养知识维度的条目，在借鉴国家中医药管理局统一编制的《中国公民健康文化素养调查问卷》基础上，本问卷知识维度主要以人的躯体和精神两方面为主，条目内容设计围绕饮食、作息、运动、心理健康、道德健康、社会适应能力展开。最终确定问卷共 38 个条目，其中中医药健康素养知识维度条目为 25 条、信念维度 6 条、行为维度 7 条，详见表2-3。

表 2-3　中医药健康素养量表条目

中医药健康素养三维度	条　目
知识型中医药健康素养	整体健康观（A01）、饮食健康（A02、A03、A04、A05）、作息健康（A06、A07、A08、A09、A10、A11、A12、A13）、心理健康（A14、A15、A16、A17）、道德健康（A18、A19、A20、A21）、社会适应能力（A22、A23、A24、A25）
信念型中医药健康素养	中医的信任程度（B01、B04）、运用中医药知识的意愿（B05）、体验中医服务的意愿（B02、B03）、传播中医药知识的意愿（B06）
行为型中医药健康素养	吸烟状况（C05）、饮酒情况（C06）、锻炼情况（C07）、体验中医药健康服务情况（C01、C02、C03、C04）

（三）2022年"居民中医药健康素养水平测量及影响因素研究"

本项目组于 2022 年开展的研究，以天人合一整体观、顺时养生、知信行理论为依据，将其进一步分为居民中医药环境和中医药健康素养问卷两个部分，包含中医药环境，中医药健康素养知识、态度和行为四个维度。根据专家问卷条目的评价结果对问卷条目进行适当的修改和增删，最终确定问卷共 32个条目，其中中医药健康素养环境条目为 7 条、知识维度为 8 条、信念维度为5 条、行为维度为 12 条，详见表 2-4。

表 2-4　中医药健康素养量表条目

中医药健康素养四维度	条　目
中医药环境	中医宣传（A01、A02）、中医药服务供给方式（A03、A04、A05）、中医药氛围（A06）、中医药运用（A07）
知识型中医药健康素养	中医基础知识（B01、B02）、中药知识（B06、B07、B08）、中医养生保健（B03、B04、B05）
信任型中医药健康素养	中医的信任程度（B09）、运用中医药知识的意愿（B10、B11、B11-1）、传播中医药知识的意愿（B12）
行为型中医药健康素养	获得服务途径（C01、C01-1）、选择频次（C03、C03-1、C10）、体验中医药健康服务情况（C02、C04）、锻炼情况（C05）、饮食情况（C08）、情志情况（C06）、起居情况（C07、C09）

第三章

中医药健康素养评估指标体系构建

第一节 指标体系构建过程

一、指标体系构建访谈

通过研究者与被调查对象面对面直接交谈的方式收集信息资料，广泛适用于科学研究、教育调查、咨询等，是指标体系构建的有效工具。访谈法按照操作方式和内容可以分为结构化访谈和半结构化访谈，按照访谈对象的人数可以分为个体访谈和会议访谈。访谈法方便可行，在信息获取上灵活性较强，通过与受访者深入交谈能够获取可靠有效的研究资料，在访谈过程中还会相互启发，促进对所要研究问题的深入思考交流。

本项目组于 2018 年和 2020 年开展的两项研究在指标体系构建过程中均运用了访谈法。三项研究指标体系初步构建过程分别如下。

（一）2018 年"江西省居民中医药健康素养与生命质量相关性研究"

该研究的调查数据来自国家中医药管理局规划财务司委托江西中医药大学中医药与大健康发展研究院的课题——省域（江西）中医药健康服务统计调查试点研究（以下简称"试点研究"）。"试点研究"于 2018 年 7～8 月，针对江西省 16 周岁及以上常住居民开展了相关调查。该研究使用了"试点研究"调查中的个人基本情况、中医药健康素养和健康相关生命质量等数据，从个人和家庭基本情况、中医药健康素养、健康相关生命质量三部分选取相关指标数据进行更为深入的分析研究。

1. 个人和家庭基本情况 项目组在文献综述的基础上，经过分析研究，选取性别、年龄、文化程度、婚姻状况、就业状况、社会保险类型、商业险情况、体质指数、慢病患病情况、人均月收入等个人基本情况及户口性质、家庭人口数、家庭氛围、居住环境等家庭基本情况共 14 个条目，组成个人和家庭基本情况表。

2. 中医药健康素养 根据中医药健康素养的概念界定，采用半结构化访谈、修正后的项与总计相关性，以及克朗巴赫系数相结合的方法，筛选原始问卷条目池中反映知识型中医药健康素养、信念型中医药健康素养、行为型健康素养内涵的条目。排除与中医药健康素养内涵不相关的条目，然后在剩余条目中排除修正后的项与总计相关性较低且删除项后克朗巴赫系数变高的条目，最终确定 30 个条目，组成中医药健康素养量表，包括知识型中医药健康素养 18 个条目，信念型中医药健康素养 6 个条目，行为型健康素养 6 个条目。

3. 健康相关生命质量 本研究选取整个 EQ-5D-3L 健康相关生命质量量表，该量表由行动能力（mobolity，MO）、自我照顾能力（self-care，SC）、日常活动能力（usual activities，UA）、疼痛或不舒服（pain/discom，PD）、焦虑或抑郁（anxity/depression，AD）五个维度和视觉模拟刻度尺两部分组成。每个维度包含三个等级，代表问题存在的不同程度，依次为无任何问题、有些问题、有极度问题。考虑到 EQ-5D 五维度的权重不同，健康相关生命质量采用中国版 EQ-5D 健康效用值积分体系换算成健康效用值；视觉模拟刻度尺用百分制的方法测量居民的自评健康状况，"0"表示最差健康状况，"100"表示最好健康状况，由调查对象根据自己当天的健康状况进行评分。

（二）2020 年"居民中医药健康素养问卷的研制及初步应用研究"

1. 文献研究 基于查阅研读 2014 年以来国家发布的有关弘扬中医药文化，大力倡导发展中医药事业等政策文件，以"中医药""中医药素养""健康素养""中医药健康素养"等关键词，在 PubMed、Web of Science、中国知网、万方及维普数据库中检索相关文献，并进一步参考张安玲主编的《中医基础理论》、何清湖主编的《中国公民中医养生保健素养》、吴大真主编的《中国公民健康素养 66 条》等中医药相关书籍，与项目组成员反复讨论分析，构建居民中医药健康素养问卷条目池。

2. 初步构建条目池 组建研究课题小组：组内共 6 名成员，包括 2 名高级职称者，分别从事中医相关教育工作、社会医学与卫生事业管理工作；1 名副高级职称者，从事中医药临床工作；1 名初级职称者，从事中医相关教育工作；2 名研究生，目前均以中医药卫生事业管理研究为主。项目组成员在查阅回顾中医药素养相关政策、书籍和文献，熟悉国内外中医药素养发展水平的基础上，对现有中医药素养相关的评价指标体系进行了查阅整理。然后以知信行理论为基础初步拟定居民中医药健康素养问卷的 3 个维度，具体包括中医药健康相关知识，公众对中医药健康素养的态度，公众在学习到中医药相关知识、树立正向的态度后改变自身健康的行为；又以形神合一理论为支撑构建居民中医药健康素养知识维度的条目，在借鉴国家中医药管理局统一编制的《中国公民健康文化素养调查问卷》的基础上，以人的躯体和精神两方面为主，条目内容设计围绕饮食、作息、运动、心理健康、道德健康、社会适应能力。初步确定问卷共 44 个条目，其中中医药健康素养知识维度条目 31 条、信念维度 6 条、行为维度 7 条。

（三）2022 年"居民中医药健康素养水平测量及影响因素研究"

1. 文献研究 基于 CNKI、维普和万方等中文数据库，PubMed、Web of Science 等相关外文数据库，以"中医药健康素养""中医药健康文化素养""中医养生保健素养""健康素养""KAP""知信行"为关键词进行文献检索和筛选，参考国内外与中医药健康素养相关的文献，对已有研究中的问卷进行归纳整理。

2. 初步构建条目池 组建课题研究小组：组内共 6 名成员，包括 2 名高级职称者，1 名副高级职称者，1 名初级职称者和 2 名研究生，分别从事中医、中医文化和卫生事业管理的工作或研究。课题研究小组细化工作任务，查找中医药素养相关文献、书籍，以天人合一整体观、顺时养生、知信行理论为依据，拟定居民中医药健康素养的条目池。同时邀请中医和中药专业的专家进行访谈，根据中医理论、中药知识并参照相关问卷，初步编制出 72 条备选条目池。

二、指标体系构建咨询

指标体系初步构建完成后运用德尔菲法专家咨询法对问卷条目进行评价，根据专家问卷条目的评价结果对问卷条目进行适当的修改和增删，并将条目修改情况附于下一轮专家咨询表中，请专家在第二轮咨询过程中再次对修改后的问卷条目做出重要性评价，最后总结归纳两轮专家的评分及修改建议。若专家对问卷的评分达到标准且修改意见达成一致，则形成《居民中医药健康素养调查问卷》。

本项目组在 2020 年和 2022 年的研究中运用了德尔菲法对初步构建的问卷条目进行评价，具体过程如下。

（一）2020 年"居民中医药健康素养问卷的研制及初步应用研究"德尔菲法专家咨询

1. 专家纳入标准　①具有中医临床、中医相关教育、卫生事业管理工作及研究经验；②具有 10 年及以上相关工作及研究经历；③受教育程度为本科及以上学历；④具有专业技术职称，且职称等级为中级及以上；⑤参加本次函询秉持自愿性原则。

2. 专家人数的确定　对于函询专家人数，德尔菲法没有统一规定和标准，多数研究表明专家人数介于 10～15 人的范围是比较理想的。结合此次研究内容，选取函询专家数目为 15 名，包括中医临床专家 6 名、中医教育专家 5 名、卫生事业管理专家 4 名。

3. 德尔菲法专家函询内容

（1）编制专家函询表　包括：①专家一般资料；②函询问卷——《居民中医药健康素养调查问卷》，包含 3 个维度，44 个条目，对问卷中所包含各个维度、具体条目通过 Liket5 级评分法邀请专家展开评估，如问卷维度及条目需要进一步完善，专家可增加意见。

（2）函询表的发放与收回　均通过向专家线上发送 E-mail 的方式进行，每轮函询需在 2 周内完成，且以 2 周为时间间隔。

（3）条目筛选及数据统计分析　运用 Excel、SPSS24.0 软件对数据进行整理和统计学分析；函询专家对条目相关性赋值均值大于 3.5 和变异系数小于 0.25 的条目即可保留。

①专家积极程度：问卷的回收率与专家积极系数呈正相关关系。

②专家权威程度：专家对函询表做出判断的依据（Ca）、熟悉程度（Cs）决定专家权威程度（Cr）。专家权威程度的计算公式：Cr=（Ca+Cs）/2。Cr 取值在 0～1 的范围之内，这一数值与专家权威程度及专家意见的参考价值呈正相关关系。通常情况下，函询结果可信的权威系数 Cr ≥ 0.7。赋值表详见表3-1、表 3-2。

表 3-1　2020 年专家判断依据及影响程度赋值表

判断依据	影响程度赋值		
	大（1）	中（0.8）	小（0.6）
理论分析	0.3	0.2	0.1
工作经验	0.5	0.4	0.3
国内外相关文献参考	0.1	0.1	0.1
直观感觉	0.1	0.1	0.1

表 3-2　2020 年专家熟悉程度赋值表

熟悉程度	非常熟悉	比较熟悉	一般熟悉	不太熟悉	非常不熟悉
Cs	1	0.8	0.6	0.4	0.2

③专家意见协调程度：变异系数与专家协调程度呈负相关关系，通常情况下 CV ≤ 0.25 即为可接受范围。Kendall 协调系数 W 值与专家协调程度呈正相关关系，W 值在 0 ～ 1 范围之内。

4. 德尔菲法专家函询结果

（1）专家基本情况　本次函询邀请的 15 名专家来自 5 个地区（南昌、南京、苏州、西安、常州）的中医类高校、三级甲等中医医院，包括 6 名中医临床专家、5 名中医教育专家、4 名卫生事业管理专家，其中平均年龄为（47.47±9.86）岁，硕士及以上学历占 73.33%，正高级职称占 60%，平均工作年限为（22.67±10.12）年。见表 3-3。

表 3-3　2020 年专家基本情况

一般情况		人数（$n=15$）	百分比（%）
性别	男	8	53.33
	女	7	46.67
年龄（岁）	30 ～	5	33.33
	40 ～	4	26.67
	50 ～	6	40.00
最高学历	本科	4	26.67
	硕士研究生	7	46.67
	博士研究生	4	26.67
工作单位	中医类高校	9	60.00
	三级中医类医院	6	40.00
行政职务	副校长	1	6.67
	副院长	1	6.67
	主任	6	40.00
	无	7	46.67
技术职称	中级	3	20.00
	副高级	3	20.00
	正高级	9	60.00
工作领域	中医临床	6	40.00
	中医教育	5	33.33
	卫生事业管理	4	26.67
工作年限（年）	10 ～	7	46.67
	20 ～	2	13.33

续表

一般情况		人数（n=15）	百分比（%）
	≥30	6	40.00
是否为研究生导师	是	11	73.33
	否	4	26.67

（2）专家的积极性程度　第一轮专家函询共发放专家函询表16份，回收15份，有效回收率为93.75%；第二轮专家函询发放的15份专家函询表全部回收，有效回收率100%，即本研究中专家积极性较高。

（3）专家的权威性程度　影响专家权威程度的因素包括专家的判断依据（Ca）和熟悉程度（Cs），其计算公式：Cr=（Ca+Cs）/2。将专家函询调查结果与具体赋值情况相结合，可得Ca=（8×0.3+6×0.2+9×0.5+5×0.4+1×0.3+31×0.1）/15=0.9，Cs=（1×9+5×0.8+1×0.6）/15=0.91，Cr=（0.9+0.91）/2=0.905。Cr值计算结果如在能够接受范围之内，意味着专家权威程度高。详见表3-4、表3-5。

表 3-4　2020 年专家判断依据频数表（$n = 15$）

判断依据	大		中		小	
	频数	频率（%）	频数	频率（%）	频数	频率（%）
理论分析	8	53.33	6	40.00	1	6.67
工作经验	9	60.00	5	33.33	1	6.67
国内外相关文献参考	7	46.67	5	33.33	3	20.00
直观感觉	3	20.00	4	26.67	8	53.33

表 3-5　2020 年专家熟悉程度频数表（$n = 15$）

熟悉程度	非常熟悉		比较熟悉		一般熟悉		不太熟悉		非常不熟悉	
	频数	频率（%）	频数	频率（%）	频数	频率（%）	频数	频率（%）	频数	频率（%）
	9	60.00	5	33.33	1	6.67	0	0.00	0	0.00

（4）专家意见协调程度　第一轮专家函询整体问卷Kendall'W系数为0.326（χ^2=145.918，$P<0.001$），第二轮专家函询整体问卷Kendall'W系数为0.434（χ^2=150.615，$P<0.001$），见表3-6。

表 3-6　2020 年两轮专家意见协调系数（Kendall'W）

函询轮数	维度	Kendall'W	χ^2	P
	知识维度	0.342	109.024	0.000***
	态度维度	0.446	25.938	0.000***
第一轮	行为维度	0.277	15.971	0.014
	整体问卷	0.326	145.918	0.000***

续表

函询轮数	维度	Kendall'W	χ^2	**P**
第二轮	知识维度	0.350	112.656	0.000***
	态度维度	0.484	28.781	0.000***
	行为维度	0.282	16.356	0.012
	整体问卷	0.434	150.615	0.000***

（二）2022 年"居民中医药健康素养水平测量及影响因素研究"德尔菲法专家咨询

1. 确定专家咨询小组

（1）专家纳入标准 咨询专家的选择和确定对确保研究顺利进行起着至关重要的作用。本研究是从与研究主题相关学科领域中选取具有一定研究或工作经验且对本次研究感兴趣的专家，专家的选取遵循代表性、权威性和广泛性的基本原则。因此咨询专家应具有以下条件：10 年及以上卫生事业管理、中医文化、中医和中药等领域的工作或研究经验；本科及以上学历；同时具有专业技术职称，且职称等级为中级及以上。

（2）专家人数的确定 咨询专家的人数可以根据研究的主题、研究可行性等标准设定。有文献提出咨询专家的人数可以设置 8 ～ 20 人，为避免可能出现中途退出等情况，可适当增加一些专家，但当参加的专家人数接近 15 人时，进一步增加专家人数对预测精度的影响不大。因此本研究共咨询 15 名专家，专家研究和工作领域涵盖卫生事业管理学、中医文化学、中医学、中药学和心理学等。

（3）条目筛选标准 两轮专家咨询均为咨询专家对问卷条目的重要性评分，以算数平均数＞3.5、变异系数＜0.25 为问卷条目的筛选标准，若某一条目的算数平均数或变异系数低于筛选标准，则将该条目删除；对于专家建议修改、删除和增加的条目，课题研究小组进行修改后进入下一轮的咨询表中；专家建议增加的条目，则增加该条目并放入下一轮咨询表中征求专家意见。

2. 专家咨询问卷的形成

（1）设计专家咨询问卷 本研究的专家咨询问卷主要分为三个部分，第一部分是专家寄语：首先感谢专家对本研究的支持，其次介绍本研究的研究背景和目的。第二部分是专家个人的基本情况表：主要包括专家的姓名、性别、年龄、最高学历、工作单位、职称、工作领域等，以及专家对中医药健康素养的维度、条目的熟悉程度和判断依据。熟悉程度包含五个等级（很熟悉、比较熟悉、一般熟悉、不太熟悉和非常不熟悉）；判断依据包括四个方面（理论分析、工作经验、国内外相关文献参考和主观感受），判断程度分为大、中、小三个等级。第三部分则是问卷正文：给出填写说明及问卷设计的维度和具体条目。专家需对问卷的维度和条目的重要性进行评价，评价主要分为五个等级（5－非常重要、4－很重要、3－一般、2－不重要和1－非常不重要）；同时还要对问卷的维度和条目是否符合所测概念、条目的语句表达是否简练和通俗、条目内容有无重复等方面进行判断和评价，并设意见栏，专家可以进行修改、删除和增加条目。

（2）专家咨询问卷的发放与回收　将专家咨询问卷以邮件的方式发送给各位专家，通过对第一轮专家咨询结果进行整理和分析，按照条目筛选标准及专家意见修改问卷，形成第二轮专家咨询问卷。在间隔2周后，仍采用邮件的方式发送给已参与第一轮咨询的专家。第二轮专家咨询问卷回收后，对专家提出的意见进行整理，若趋于一致，说明专家协调系数较高，即可终止专家咨询。

（3）条目筛选标准及统计分析　运用Excel、SPSS26.0等软件对两轮德尔菲专家咨询问卷的数据进行整理和统计学分析。专家的积极程度用专家有效问卷的回收率来表示；专家的权威程度用专家对问卷条目的判断依据和熟悉程度来表示；专家意见的协调程度用专家协调系数来表示；专家意见的集中程度用专家条目重要性评分计算均数、标准差、变异系数来表示。同时对专家认为过于复杂或概念模糊的条目进行修改，依据专家的意见和课题研究小组成员进行讨论后，决定增加或删减条目，最后形成《居民中医药健康素养调查问卷》初稿。

3. 德尔菲法专家咨询结果

（1）咨询专家基本情况　第一轮德尔菲法专家咨询共发放问卷15份，回收14份；第二轮专家咨询回收14份。根据调查专家了解到，本次专家中男性和女性各7名；博士学历6名，硕士学历7名，本科学历1名；正高职称5名，副高职称6名，中级职称3名；现从事中医类工作领域4名，中药类1名，中医文化类2名，卫生事业管理类3名，心理类3名，其他类1名；工作年限在10年以内2名，11～15年2名，16～20年3名，21年以上7名。详见表3-7。

表 3-7　2022 年调查专家基本信息（ *n*=14 ）

基本信息	分类	人数	百分比（％）
性别	男	7	50.00
	女	7	50.00
年龄	30 ～	3	21.43
	40 ～	7	50.00
	50 ～	4	28.57
最高学历	本科	1	7.14
	硕士研究生	7	50.00
	博士研究生	6	42.86
工作单位	中医类高校	10	71.43
	三级中医类医院	3	21.43
	科研机构	1	7.14
职称	初级职称	0	0.00
	中级职称	3	21.43
	副高级职称	6	42.86
	正高级职称	5	35.71
工作领域	卫生事业管理类	3	21.43
	中医文化类	2	14.29
	中医类	4	28.57
	中药类	1	7.14
	心理类	3	21.43
	其他类	1	7.14
工作年限（年）	10 年以内	2	14.29
	11 ～ 15 年	2	14.29
	16 ～ 20 年	3	21.43
	20 年以上	7	50.00
是否为研究生导师	是	10	71.43
	否	4	28.57

（2）专家积极程度　在进行德尔菲法专家咨询时，可以通过专家积极系数来评价专家对本研究的积极和重视程度。专家咨询问卷的回收率表示专家对本次研究的积极程度，专家积极系数的大小表明了专家们对于此项研究的重视和参与程度。本次研究共开展两轮德尔菲法专家咨询，第一轮发放专家咨询问卷总计 15 份，专家咨询问卷发放 2 周内，共收回有效问卷 14 份；第二轮发放专家咨询问卷总计 14 份，专家咨询问卷发放 2 周内，共收回有效问卷 14 份，有效回收率由 93.33％提高到 100％，第一轮和第二轮专家咨询的积极系数都超过了 90％。与此同时，多位专家就问卷中指标、条目等方面提出相应修改建议，表明专家们在本次研究中表现出更高的主动性和参与度。

（3）专家权威程度　专家的权威程度可以用权威系数（Cr）来表示，专家权威程度受专家判断依据（Ca）和熟悉程度（Cs）的影响因素，其计算公式：Cr=（Ca+Cs）/2。Ca 为专家评判问卷条目之基础，一般由专家的理论分析、工作经验、国内外相关文献参考和主观感受四个部分的自我评价作为判断依据，分为大、中、小三个等级（具体赋值情况见表 3-8）。Cs 为专家对条目的熟悉程度，将专家对问题的熟悉程度分为五个等级（很熟悉、比较熟悉、一般熟悉、不太熟悉、非常不熟悉），具体赋值情况见表 3-9。

表 3-8　2022 年判断依据及其影响程度赋值表

判断依据	影响程度		
	大	中	小
理论分析	0.30	0.20	0.10
工作经验	0.50	0.40	0.30
国内外相关文献参考	0.10	0.10	0.10
主观感受	0.10	0.10	0.10

表 3-9　2022 年熟悉程度赋值表

项目	很熟悉	比较熟悉	一般熟悉	不太熟悉	非常不熟悉
分数	1.00	0.80	0.60	0.40	0.20

将专家的判断依据、熟悉程度进行统计分析，得到判断依据、熟悉程度频数及频率分布情况（表 3-10、表 3-11），同时将其与具体赋值情况相结合，计算得到第一轮问卷专家的判断依据 Ca=0.96，熟悉程度 Cs=0.83，权威系数 Cr=0.89；第二轮问卷专家的判断依据 Ca=0.84，熟悉程度 Cs=0.95，权威系数 Cr=0.90（表 3-12）。一般认为 Cr > 0.70 为可接受值，当 Cr ≥ 0.8 时，说明专家的权威程度较高，专家给出的意见和建议较为可信。根据表 3-13 可以发现本次研究专家权威系数均大于 0.8，说明第 1、2 轮专家的权威程度较好，问卷结果的可信度较高。

表 3-10　2022 年专家判断依据频数表（n=14）

判断依据	大		中		小	
	频数	频率（%）	频数	频率（%）	频数	频率（%）
理论分析	11	73.33	3	20.00	0	0.00
工作经验	11	73.33	3	20.00	0	0.00
国内外相关文献参考	6	40.00	6	40.00	2	13.33
主观感受	4	26.67	9	60.00	1	6.67

表 3-11　2022 年专家熟悉程度频数表（*n*=14）

熟悉程度	很熟悉		比较熟悉		一般熟悉		不太熟悉		非常不熟悉	
	频数	频率（%）	频数	频率（%）	频数	频率（%）	频数	频率（%）	频数	频率（%）
	3	25.00	11	68.75	1	6.25	0	0.00	0	0.00

表 3-12　2022 年专家权威系数（*n*=14）

	判断依据	熟悉程度	权威系数
第一轮	0.96	0.83	0.89
第二轮	0.84	0.95	0.90

（4）专家意见协调程度　专家意见协调程度是指全部专家对每个条目的评价是否存在较大分歧，一般用肯德尔和谐系数（Kendall's W）来判断全部专家对问卷条目意见的协调程度。其取值范围在 0 ~ 1 之间，Kendall's W 越大表示专家对问卷条目意见的协调程度越好；反之则说明协调程度越差。在问卷条目指标个数太多的情况下，应结合 Kendall's W 的大小和检验 P 值进行判断，一般 $P < 0.05$ 说明各指标间的协调程度较好。

经统计分析，第一轮专家咨询整体问卷 Kendall'W 系数为 0.386（χ^2=235.964，$P<0.001$），第二轮专家咨询整体问卷 Kendall'W 系数为 0.397（χ^2=170.419，$P<0.001$）。见表 3-13。

表 3-13　2022 年两轮咨询 Kendall's W 系数与显著性

咨询轮数	维度	Kendall'W	χ^2	*P*
第一轮	环境维度	0.52	114.906	0.000***
	知识维度	0.517	67.191	0.000***
	态度维度	0.644	41.879	0.000***
	行为维度	0.591	115.183	0.000***
	整体问卷	0.386	235.964	0.000***
第二轮	环境维度	0.543	49.400	0.000***
	知识维度	0.780	81.152	0.000***
	态度维度	0.693	45.071	0.000***
	行为维度	0.477	80.620	0.000***
	整体问卷	0.397	170.419	0.000***

三、指标和权重的确立

2020 年和 2022 年的两项研究分别经过两轮专家咨询，均对初步构建的评估指标提出了评价和修改意见，结合预调研问卷信效度检验结果，最终确立了问卷的指标和权重。

（一）2018年"江西省居民中医药健康素养与生命质量相关性研究"

1.中医药健康素养部分 对中医药健康素养每个条目赋予相应分值，知识型中医药健康素养共18个条目，为了与信念型素养和行为型素养部分赋分相统一，知识型素养部分每个条目答对得4分，答错得0分，满分72分，某一条目知晓率=此条目答对人数/被调查人数×100%；信念型中医药健康素养共6个条目，每条目按意愿由弱到强计为0~4分，满分24分；行为型健康素养共6个条目，每条目按行为由不健康到健康计为0~4分，满分24分。界定得分大于总分的80%为具备中医药健康素养。

2.健康相关生命质量部分 EQ-5D-3L量表的测量结果无法直接计算健康效用值，需要基于人群偏好的时间权衡法（time trade-off，TTO）对其转换，获得人群的健康效用值。本研究健康效用值的转化采用刘国恩等人2014年研发的中国版EQ-5D-3L健康效用值积分体系计算，其计算公式为：健康指数=1.0-常数项-各维度不同水平相应的标准系数-N3，如果任意维度出现极度困难则要减去附加项N3；如果所有维度均为无困难，不减去常数项和附加项N3，常数项=0.039，附加项N=0.022。例如某人的EQ-5D量表结果为"11111"，其健康指数=1-0-0-0-0-0=1；若结果为"33333"，其健康指数=1-0.039-0.246-0.208-0.193-0.236-0.205-0.022=-0.149，因此，健康指数的得分区间为[-0.149，1]，健康效用值存在"天花板效应"。

表3-14 中国版EQ-5D-3L的TTO积分换算表

困难程度	行动能力	自我照顾能力	日常活动能力	疼痛或不舒服	焦虑或抑郁
无任何困难	0.000	0.000	0.000	0.000	0.000
有些困难	0.099	0.105	0.074	0.092	0.086
有极度困难	0.246	0.208	0.193	0.236	0.205

3.指标解释 为了优化研究效果，采用合并变量或重新分组的方式对部分原始数据重新整理，变量说明如下：

（1）性别 分为男性和女性两类。

（2）年龄 根据WHO的年龄划分标准，将年龄划分为青年人（≤44周岁）、中年人（45~59周岁）、老年人（≥60周岁）。

（3）文化程度 将文化程度重新整理为四分类变量，分别为小学及以下、初中、高中/中专/职高、本专科及以上。

（4）婚姻状况　将婚姻状况重新整理为三分类变量，分别为未婚、已婚、离异 / 丧偶 / 分居。

（5）职业类型　由于职业分布比较零散，为便于统计分析，将职业类型重新整理为四分类变量，分别是机关企事业单位、农民、无业和其他职业。

（6）体质指数　BMI= 体重 / 身高的平方（kg/m²）。根据《中国成人超重和肥胖症预防控制指南（试行）》，将 BMI 分为以下几类：体重过低（BMI<18.5）、体重正常（BMI 为 18.5 ～ 23.9）、超重（BMI 为 24.0 ～ 27.9）、肥胖（BMI ≥ 28）。

（7）人均月收入　根据研究对象实际填报的家庭年收入及家庭人口数计算，重新整理为 4 类，分别是 ≤ 1000、1001 ～ 2000、2001 ～ 3000、≥ 3001 元。

（8）慢病患病情况　根据研究对象的慢病患病情况，将其重新整理为二分类变量，分别是有慢病和无慢病。其中有慢病是指近六个月内被医生确诊的高血压、糖尿病、重性精神病、脑卒中、慢病阻塞性肺病、恶性肿瘤等慢性非传染性疾病。

（9）户口性质　分为农业户口和非农业户口两类。

（10）家庭人口数　根据研究对象所填写的家庭人口数，重新分为 1 ～ 2 人、3 ～ 4 人、5 ～ 6 人、7 人及以上四类。

（11）家庭氛围　分为非常和睦、比较和睦、一般、不和睦四类。

（12）居住环境　分为非常满意、比较满意、一般、不满意四类。

（13）社会保险类型　分为无社会基本医疗保险、城镇职工基本医疗保险、城乡居民基本医疗保险三类。

（14）商业保险情况　根据调查对象购买商业保险的份数，重新整理为有商业保险和无商业保险两类。

（二）2020 年"居民中医药健康素养问卷的研制及初步应用研究"

1. 专家函询意见及修改结果

（1）第一轮德尔菲法专家函询结果　依据第一轮专家函询意见及评价结果，条目"A05. 您了解在饮食养生中，饮食三宜是指食宜软、食宜温、食宜细嚼细咽吗？""A13. 您了解'动形以达郁'是告知我们保障生命活动正常进行的有效措施是活动身体吗？""A25. 您了解调神之法概括起来有清净养神、立志养德、开朗乐观、调畅情志等吗？"的变异系数（CV）均小于 2.50，予以删除，其余各条目均满足变异系数（CV）大于 2.50。问卷共修改 14 个条目，均接受专家建议。详见表 3-15、表 3-16。

表 3-15 2020 年第一轮专家函询结果

条目	$\bar{x}$	SD	CV	条目	$\bar{x}$	SD	CV
A01	4.67	0.47	0.10	A23	4.13	0.96	0.23
A02	4.47	0.72	0.16	A24	3.93	0.68	0.17
A03	3.93	0.77	0.20	A25	3.73	0.57	0.15
A04	3.80	0.83	0.22	A26	3.80	1.11	0.29
A05	3.73	1.00	0.27	A27	4.33	0.87	0.20
A06	3.87	0.81	0.21	A28	4.20	0.91	0.22
A07	4.33	0.87	0.20	A29	3.80	0.91	0.24
A08	4.13	0.81	0.19	A30	4.13	0.72	0.17
A09	3.87	0.88	0.23	A31	4.27	0.77	0.18
A10	3.53	0.62	0.17	B01	4.73	0.44	0.09
A11	4.20	0.91	0.22	B02	3.47	0.81	0.23
A12	4.67	0.60	0.13	B03	4.07	0.77	0.19
A13	3.67	0.94	0.26	B04	4.40	0.71	0.16
A14	4.27	0.68	0.16	B05	4.40	0.61	0.14
A15	3.87	0.34	0.09	B06	4.27	0.68	0.16
A16	4.27	0.93	0.22	C01	4.67	0.47	0.10
A17	4.60	0.71	0.15	C02	4.60	0.61	0.13
A18	4.40	0.71	0.16	C03	4.33	0.60	0.14
A19	3.67	0.70	0.19	C04	4.27	0.68	0.16
A20	3.67	0.70	0.19	C05	4.07	0.77	0.19
A21	4.20	0.91	0.22	C06	4.07	0.85	0.21
A22	4.20	0.75	0.18	C07	4.13	0.81	0.19

表 3-16 2020 年第一轮专家函询意见

维度	条目内容	专家修改意见
知识	A04. 您了解养生提倡饮食有节是指饭菜要吃到七分饱为宜吗？	"养生"改为"中医养生"
	A05. 您了解在饮食养生中，饮食三宜是指食宜软、食宜温、食宜细嚼细咽吗？	饮食养生亦致病，考虑从中医理念知道饮食的方向设置条目
	A09. 您了解在春季养生，为了顺应自然界阳气的展发疏泄运动，人应当将作息规律调整为早睡早起吗？	去掉"在"
	A13. 您了解"动形以达郁"是告知我们保障生命活动正常进行的有效措施是活动身体吗？	与条目 A12 意思重复，考虑合并
	A15. 您了解糖尿病痰湿体胖者，长期坚持运动锻炼中，不宜长时间运动吗？	条目受众有局限，考虑普适

续表

维度	条目内容	专家修改意见
知识	A18.您了解每一种情感活动都与内脏相关联,也就是说每一个脏腑都有其情感活动,七情六欲属于正常的精神活动,有益于身心健康吗?	与条目 A17 含义重复,考虑合并
	A23.您了解立志养德是精神养生中的调神养生法之一,即树立理想,坚定信念,充满信心,保持健康的心理状态吗?	偏离道德健康内容,考虑设置条目宣传重视道德的修养
	A24.您了解中医养生的娱乐养生法是指各种娱乐活动,如琴棋书画、花木鸟鱼、旅游观光、艺术欣赏等,可怡神养性,防病健身吗?	"可"改成"以达到"
	A26.您了解调神之法概括起来有清净养神、立志养德、开朗乐观、调畅情志等吗?	与条目 A25 意思重复,考虑合并
	A27.您了解根据四季气候环境的变化规律,调整个人生活起居习惯,做到人与自然和谐统一,可以有效地预防疾病、维护健康吗?	与条目 A31 内容重复,考虑合并
	A30.您知道"春夏养阳,秋冬养阴"的四时顺养原则理论源于《黄帝内经》吗?	偏离良好的社会适应能力内容,考虑对该能力的细化
态度	B01.您愿意相信中医药吗?	举例内容容易产生歧义,可考虑主要中药成分
	B03.您愿意体验一些中医养生保健服务(比如针灸、推拿、正骨)吗?	针刺和正骨不属于养生保健服务,艾灸属于
行为	C01.您是否有就诊中医的情况?	考虑增加就诊是否会有首选中医的情况

(2)第二轮德尔菲法专家函询结果 依据第二轮专家函询意见及评价结果,各条目变异系数(CV)均大于 2.50。问卷共修改 3 个条目,另将该维度各条目修改为问题形式(您知道……吗?),均接受专家建议。详见表 3-17、表 3-18。

表 3-17 2020 年第二轮专家函询结果

条目	$\bar{x}$	SD	CV	条目	$\bar{x}$	SD	CV
A01	4.73	0.44	0.09	A23	3.93	0.85	0.22
A02	4.47	0.72	0.16	A24	4.13	0.62	0.15
A03	3.93	0.77	0.20	A25	3.73	0.68	0.18
A04	3.87	0.81	0.21	A26	3.87	0.62	0.16
A05	3.53	0.81	0.23	A27	3.87	0.81	0.21
A06	3.93	0.77	0.20	A28	4.27	0.85	0.20
A07	4.40	0.71	0.16	A29	3.93	0.85	0.22
A08	4.20	0.75	0.18	A30	4.27	0.68	0.16
A09	4.07	0.68	0.17	A31	3.67	0.87	0.24

条目	$\bar{x}$	SD	CV	条目	$\bar{x}$	SD	CV
A10	3.60	0.61	0.17	B01	4.73	0.44	0.09
A11	4.27	0.85	0.20	B02	3.47	0.81	0.23
A12	4.67	0.60	0.13	B03	3.93	0.93	0.24
A13	3.47	0.50	0.14	B04	4.53	0.50	0.11
A14	4.27	0.77	0.18	B05	4.40	0.61	0.14
A15	3.67	0.79	0.22	B06	4.27	0.77	0.18
A16	4.27	0.93	0.22	C01	4.47	0.81	0.18
A17	4.47	0.62	0.14	C02	4.60	0.61	0.13
A18	4.07	0.85	0.21	C03	4.33	0.70	0.16
A19	3.87	0.72	0.19	C04	4.33	0.60	0.14
A20	3.60	0.80	0.22	C05	3.93	0.85	0.22
A21	4.40	0.71	0.16	C06	4.00	0.97	0.24
A22	4.13	0.96	0.23	C07	4.07	0.85	0.21

表 3-18 2020 年第二轮专家函询意见

维度	条目内容	专家修改意见
知识	您知道最好的运动时间并非清晨吗？	无实质性意义，建议删除
	您知道运动要有度，过度运动反而会伤害身体健康吗？	"多度"表述含糊，可从引导大众积极运动，保持身体健康的角度出发
	您知道情志养生就是通过控制和调节情绪以达到身心安宁、情绪愉快的养生方法吗？	与条目 A18 内容重复，考虑合并
	/	知识维度中，"了解"一词使大众做题目时产生模糊不清的感觉，建议更改

2. 问卷各维度及其权重 该问卷经过预调研的修改后共包含知识、态度、行为三个维度 38 个条目，其中知识维度 25 个条目，每条目回答不知道得 0 分，不确定得 1 分，知道得 2 分，分值范围为 0～50 分；态度维度 6 个条目，每条目按意愿由弱到强计为 1～5 分，分值范围为 6～30 分；行为维度 7 个条目，每条目按频率由低到高计为 1～5 分，分值范围为 7～35 分。得分越高，表明居民所掌握的中医药健康知识越丰富、具有更积极的中医药健康态度、中医药健康行为实践得越好。

（三）2022 年"居民中医药健康素养水平测量及影响因素研究"

1. 专家咨询意见及修改结果

（1）第一轮德尔菲法专家咨询结果 条目评价结果根据专家对条目重要

性的打分情况进行判断。通过计算重要性的算数平均数、标准差和变异系数进行评价。依据算数平均数判定规则为分值越大越好，变异系数判定规则为分值越小越好。根据两轮专家对问卷条目重要性的打分，计算问卷每个条目的算数平均数、变异系数，符合条目筛选标准的则认为该条目合格，予以保留，若条目有一个不符合条目筛选标准，则由项目组进行讨论后决定保留或剔除。详见表 3-19。

表 3-19 2022 年第一轮专家意见重要性判断结果

一级指标	二级指标	条目	均数（$\bar{x}$）	标准差（SD）	变异系数（CV）
环境	社会环境	A01. 您所在的街道/社区（乡镇/村）/学校/工作单位是否有宣传支持中医药发展的政策文件？	3.57	1.40	0.39
		A01-1. 若有，主要有哪些？	3.29	1.39	0.42
		A02. 您所在的街道/社区（乡镇/村）/学校/工作单位是否有中医药健康知识宣传材料？	4.07	0.96	0.24
		A02-1. 若有，主要有哪些？	4.00	0.93	0.23
		A03. 您所在的街道/社区（乡镇/村）/学校/工作单位是否有专门宣传中医药健康知识的公共场所？	3.86	1.06	0.27
		A03-1. 若有，主要有哪些？	3.93	0.96	0.24
		A04. 您所在的街道/社区（乡镇/村）/学校/工作单位是否组织过科普中医药健康知识的主题活动？	3.93	1.10	0.28
		A04-1. 若有，主要有哪些（可多选）？	3.93	1.10	0.28
		A05. 您所在街道/社区（乡镇/村）是否会提供中医药治疗、康复理疗等服务？	3.86	0.99	0.26
		A05-1. 若有，主要有哪些（可多选）？	3.79	0.860	0.23
		A06. 您所在街道/社区（乡镇/村）是否会为老年人提供专门的中医药治疗、康复理疗、养生保健等服务？	3.43	1.29	0.38
		A06-1. 若有，主要有哪些（可多选）？	3.43	1.24	0.36
		A07. 您周围的朋友、同事等人是否会接受中医药治疗、康复理疗、养生保健等服务？	4.07	0.88	0.22
	家庭环境	A08. 您的家人是否会在日常生活中谈论中医药健康相关知识？	4.21	0.67	0.16
		A08-1. 若有，一般多久谈论一次？	3.86	1.06	0.27
		A09. 您的家人是否会选择中医药方法来调理身体？	4.29	0.88	0.21
		A09-1. 若有，主要有哪些？	4.29	0.80	0.19
中医药知识	中医哲学基础	B01. 关于中医哲学相关概念，以下说法正确的是？	4.21	0.94	0.22
		B02. 关于健康的概念，描述完整的是？	3.93	1.16	0.30

续表

一级指标	二级指标	条目	均数（$\bar{x}$）	标准差（SD）	变异系数（CV）
中医药知识	中医养生保健理念与方法	B03. 根据中医养生保健理论，以下说法错误的是？	4.07	0.80	0.20
		B04. 端午节处于小满与夏至之间，为夏节。此时自然界阴阳交替，正是多种传染病的发病高峰，端午节挂艾蒿有什么作用？	4.00	0.85	0.21
		B05. 以下关于养生和疾病防治特色方法的表述，错误的是？	4.00	0.93	0.23
		B06. 以下对简易养生保健方法作用错误的是？	3.64	1.17	0.32
	中医药基本知识	B07. 下列哪个不是古代中医药方面的经典古籍？	3.50	0.98	0.28
		B08. 中医诊断疾病的四种基本方法是望、闻、问、切，您认为这种说法？	4.00	1.07	0.27
		B09. 关于中药的基本知识，下列说法错误的是？	3.93	0.88	0.22
		B10. 下列哪项不是用于益气补虚的补气药？	3.64	0.89	0.25
中医药态度	信任情况	B11. 您认为学习到的中医药相关知识对自身有帮助吗？	4.43	0.73	0.16
	选择意愿	B12. 您愿意选择中医药方法来治疗疾病吗？	4.71	0.45	0.10
		B13. 您愿意体验中医养生保健服务吗？	4.64	0.48	0.10
		B13-1. 若愿意，主要愿意体验哪些服务？	4.29	0.59	0.14
	传播意愿	B14. 您愿意向其他人介绍或推荐中医药健康知识吗？	4.50	0.63	0.14
行为	中医获取	C01. 您是否会通过某种途径获取中医药健康相关知识？（若不请跳转 C2）	4.36	0.61	0.14
		C01-1. 若有，一般会通过哪些途径？	4.21	0.67	0.16
		C02. 您是否参加过中医药健康知识的宣传活动（如义诊、中医药知识讲座、中医适宜技术体验）？	4.14	0.83	0.20
	中医使用	C03. 您是否有中医就诊的情况？	3.86	0.99	0.26
		C04. 您是否会首选中医就诊？	4.43	0.62	0.14
		C04-1. 您一般会在什么情况下选择中医就诊？	4.36	0.61	0.14
		C05. 您是否接受过中医养生保健服务（比如针灸、推拿、正骨、刮痧等）？	4.43	0.73	0.16
		C06. 您是否会足浴或在家泡脚？	3.93	0.80	0.20
		C07. 您是否会使用至少一种简易养生保健方法（叩齿法、闭口调息法、咽津法、搓面法、梳发、运目法、凝耳法、提气法、摩腹法、足心按摩法）？	3.93	1.03	0.26
		C08. 您是否会有意识地通过控制和调节情绪来达到身心安宁、情绪愉快？	4.07	1.10	0.27
		C09. 您是否可以起居有常并持之以恒（如顺应晨昏昼夜和春夏秋冬的变化规律，春季夏季晚睡早起、秋季早睡早起、冬季早睡晚起）？	4.14	0.92	0.22

续表

一级 指标	二级 指标	条目	均数 ($\bar{x}$)	标准差 （SD）	变异 系数 （CV）
行为	中医 使用	C10.您是否有进食含有中药的膳食补益身体的行为？	4.21	0.94	0.22
		C11.您是否会练习中医传统养生功法（如八段锦、太极、气功、易筋经、五禽戏等）？	4.07	0.80	0.20
	行为 扩散	C12.您是否会向其他人介绍或推荐中医药健康知识？	4.50	0.63	0.14
		C13.您是否会接受他人向你介绍或推荐中医药健康知识？	4.43	0.73	0.16

依据第一轮专家咨询意见及各条目重要性的结果统计情况，条目"A01.您所在的街道/社区（乡镇/村）/学校/工作单位是否有宣传支持中医药发展的政策文件？""A01-1.若有，主要有哪些？""A03.您所在的街道/社区（乡镇/村）/学校/工作单位是否有专门宣传中医药健康知识的公共场所？"等共有18个条目的变异系数（CV）均大于0.25，需予以删除，其余各条目均满足变异系数（CV）小于0.25。同时专家对于条目的修改提出了具体建议。结合专家咨询意见并与项目组成员讨论，故删除16个条目，修改19个条目。具体删除和修改条目情况详见表3-20。

表3-20　2022年依据第一轮德尔菲法专家咨询修改意见详情

序号	条目	专家修改意见
1	A01.您所在的街道/社区（乡镇/村）/学校/工作单位是否有宣传支持中医药发展的政策文件？	条目内容过于专业，建议删除
2	A01-1.若有，主要有哪些？	条目内容过于专业，建议删除
3	A02.您所在的街道/社区（乡镇/村）/学校/工作单位是否有中医药健康知识宣传材料？	同一知识点重复考察，建议与条目A02-1合并
4	A02-1.若有，主要有哪些？	建议增加新媒体的宣传了解途径
5	A03.您所在的街道/社区（乡镇/村）/学校/工作单位是否有专门宣传中医药健康知识的公共场所？	同一知识点重复考察，建议与条目A03-1合并
6	A03-1.若有，主要有哪些？	建议"基层医疗卫生服务中心"改为"基层医疗卫生机构"，选项增加"药店"
7	A04.您所在的街道/社区（乡镇/村）/学校/工作单位是否组织过科普中医药健康知识的主题活动？	同一知识点重复考察，建议与条目A02-1合并
8	A04-1.若有，主要有哪些（可多选）？	

续表

序号	条目	专家修改意见
9	A05. 您所在街道 / 社区（乡镇 / 村）是否会提供中医药治疗、康复理疗等服务？	社区卫生服务中心中医药治疗、康复理疗等大部分服务都能提供，建议删除
10	A05-1. 若有，主要有哪些（可多选）？	选项划分过细，没去体验过的可能选择不全，建议与 A05 合并
11	A06. 您所在街道 / 社区（乡镇 / 村）是否会为老年人提供专门的中医药治疗、康复理疗、养生保健等服务？	建议"是否会为老年人提供专门的中医药治疗、康复理疗、养生保健等服务"修改为"65岁以上居民是否接受每年一次的中医药健康管理服务"
12	A06-1. 若有，主要有哪些（可多选）？	部分老年人可能未体验过，会出现答案不全，建议删除
13	A07. 您周围的朋友、同事等人是否会接受中医药治疗、康复理疗、养生保健等服务？	建议"周围的朋友、同事等人"细化到针对人群
14	A08. 您的家人是否会在日常生活中谈论中医药健康相关知识？	同一知识点重复考察，建议与条目 A08-1 合并
15	A09. 您的家人是否会选择中医药方法来调理身体？	同一知识点重复考察，建议与条目 A09-1 合并
16	B01. 关于中医哲学相关概念，以下说法正确的是？	"中医哲学相关概念"改为"中医基础理论"
17	B02. 关于健康的概念，描述完整的是？	条目未体现中医药特色，建议删除
18	B03. 根据中医养生保健理论，以下说法错误的是？	条目选项设置难度较高，难以理解，应降低题目难度
19	B05. 以下关于养生和疾病防治特色方法的表述，错误的是？	条目难以理解，选项设置难度较高，应降低题目难度
20	B06. 以下对简易养生保健方法作用错误的是？	条目未体现中医药特色，建议更换为药膳相关条目
21	B07. 下列哪个不是古代中医药方面的经典古籍？	条目考查知识点属于中医药传统文化，建议删除
22	B08. 中医诊断疾病的四种基本方法是望、闻、问、切，您认为这种说法？	知识点过于普及，调查意义不大，建议删除
23	B10. 下列哪项不是用于益气补虚的补气药？	选项的中药均可益气补虚，建议更改选项
24	B13-1. 若愿意，主要愿意体验哪些服务？	选项应具化中医养生保健服务，风湿骨康片是药品，不属于中医药保健品，建议删除
25	C02. 您是否参加过中医药健康知识的宣传活动（如义诊、中医药知识讲座、中医适宜技术体验）？	同一知识点重复考察，建议与条目 C01-1 合并

序号	条目	专家修改意见
26	C03. 您是否有中医就诊的情况？	同一知识点重复考察，建议与条目 C01-1 合并
27	C04. 您是否会首选中医就诊？	建议删除"首选"
28	C08. 您是否会有意识地通过控制和调节情绪来达到身心安宁、情绪愉快？	条目难以理解，建议删除
29	C09. 您是否可以起居有常并持之以恒（如顺应晨昏昼夜和春夏秋冬的变化规律，春季夏季晚睡早起、秋季早睡早起、冬季早睡晚起）？	条目难以理解，建议删除
30	C10. 您是否有进食含有中药的膳食补益身体的行为？	建议增加"中药茶饮"
31	C13. 您是否会接受他人向你介绍或推荐中医药健康知识？	与 C01-1 选项重复，建议删除

2. 第二轮德尔菲法专家咨询结果　　根据第二轮专家咨询结果显示，所有条目重要性评分均数均 > 3.50，仅有一个条目的变异系数 > 0.20，故删除此条目。具体重要性判断结果见表 3-21。专家认为本问卷的条目既能很好地达到调查目的，又有一定的实用价值，对问卷维度认同度很高，但是对某些条目存在不同看法。第二轮专家咨询共有 5 位专家提出 7 条建议，有专家认为"中医药服务项目"条目描述不够详细，应增加中医药服务项目的解释，能够让居民作答问卷时理解条目含义，经项目组讨论予以采纳。专家提出个别条目如"获取中医药健康知识的频率"选项区分度不高，应对选项进行区分，项目组进行了适当修改，详见表 3-22。经过两轮专家咨询，形成含有 4 个维度、32 个条目的居民中医药健康素养调查问卷。

表 3-21　2022 年第二轮专家意见重要性判断结果

一级指标	二级指标	三级指标	条目	均数（$\bar{x}$）	标准差（SD）	变异系数（CV）
环境	社会环境	中医药宣传	A01. 您所在的街道／社区（乡镇／村）／学校／工作单位通过以下哪些方式宣传中医药健康知识？	4.29	0.96	0.22
			A02. 您所在的街道／社区（乡镇／村）／学校／工作单位等专门宣传中医药健康知识的公共场所主要是？	3.64	0.89	0.25
		中医药服务提供	A03. 您所在街道／社区（乡镇／村）的社区卫生服务中心提供中医药服务吗（包括中医药预防、医疗、保健、康复、健康教育）？	4.36	0.81	0.19

续表

一级指标	二级指标	三级指标	条目	均数（$\bar{x}$）	标准差（SD）	变异系数（CV）
环境	社会环境	中医药服务提供	A04. 您身边65岁以上居民是否接受过每年一次的中医药健康管理服务？	4.36	0.81	0.19
			A05. 您身边0～3岁儿童的家长是否接受过儿童中医药健康指导？	4.21	0.94	0.22
	家庭环境	中医药氛围	A06. 您家人在日常生活中谈论中医药健康相关话题的频次是？	4.07	0.80	0.20
		中医药运用	A07. 您家人是否会接受中医药的诊疗、康复、养生保健服务？	4.43	0.73	0.16
主体	中医药知识	中医基础知识	B01. 关于中医基础理论，以下说法正确的是？	4.21	0.77	0.18
			B02. 中医认为健康的状态应当是"形神合一"，主要包括哪些？	4.29	0.70	0.16
		中医养生保健知识	B03. 根据中医养生保健理论，以下说法正确的是？	4.36	0.97	0.22
			B04. 端午节处于小满与夏至之间，为夏节。此时自然界阴阳交替，正是多种传染病的发病高峰，端午节挂艾蒿有什么作用？	4.29	0.88	0.21
			B05. 下列关于养生和疾病防治特色方法的表述，正确的是？	4.29	0.70	0.16
		中药基础知识	B06. 下列不属于"药食两用"的中药有？	3.93	0.96	0.24
			B07. 关于中药的基本知识，下列说法正确的是？	4.14	0.83	0.20
			B08. 下列哪项不是用于益气补虚的补气药？	4.07	0.96	0.24
	中医药态度	信任情况	B09. 您认为学习中医药相关知识对自身健康有帮助吗？	4.50	0.73	0.16
		选择意愿	B10. 您愿意选择中医药治疗疾病吗？	4.71	0.59	0.12
			B11. 您愿意体验中医养生保健服务吗？	4.71	0.45	0.10
			B11-1. 若愿意，主要愿意体验哪些服务？	4.36	0.61	0.14
		传播意愿	B12. 您愿意向其他人介绍或推荐中医药健康知识吗？	4.29	0.59	0.14
行为	获取	获取途径	C01. 您获取中医药健康相关知识的频率是？	4.43	0.62	0.14
			C01-1. 您一般通过哪些途径获取中医药健康相关知识？	4.43	0.62	0.14
			C02. 您参加中医药健康知识宣传活动的频率是（如义诊、中医药知识讲座、中医适宜技术体验）？	4.14	0.83	0.20
	使用	中医就诊选择	C03. 您是否有中医就诊的情况？	5.00	0.00	0.00
			C03-1. 您一般在什么情况下选择中医就诊？	4.86	0.35	0.07

续表

一级指标	二级指标	三级指标	条目	均数($\bar{x}$)	标准差（SD）	变异系数（CV）
行为	使用	中医养生保健	C04.您一般多久接受一次中医养生保健服务（如针灸、拔罐、推拿等）？	4.43	0.62	0.14
			C05.您泡脚的频率是？	4.21	0.94	0.22
			C06.当遇见令您情绪波动较大的事情时，您是否能控制好情绪？	4.14	0.99	0.24
			C07.您会每天午睡吗？	4.14	0.91	0.22
			C08.您会有意识地进食药膳或中药茶饮来补益身体吗？	4.29	0.80	0.19
			C09.您会练习中医传统养生功法吗（如八段锦、太极、气功、易筋经、五禽戏等）？	4.57	0.62	0.14
	扩散	主动	C10.您会向他人介绍或推荐中医药健康知识吗？	4.29	0.88	0.21
		被动	C11.您会从他人那获取中医药健康知识吗？	4.14	1.06	0.26

表 3-22　2022 年依据第二轮专家咨询修改意见详情

序号	条目	专家修改意见
1	A02.您所在的街道/社区（乡镇/村）/学校/工作单位等专门宣传中医药健康知识的公共场所主要是？	建议修改为"是否有宣传场所"
2	A04.您身边 65 岁以上居民是否接受过每年一次的中医药健康管理服务？	建议增加"中医药健康管理"定义解释
3	A05.您身边 0～3 岁儿童的家长是否接受过儿童中医药健康指导？	建议增加"中医药健康指导"定义解释
4	C01.您获取中医药健康相关知识的频率是？	建议区分"总是"和"经常"
5	C03.您是否有中医就诊的情况？	建议"中医就诊"修改为"就诊中医"
6	C03-1.您一般在什么情况下选择中医就诊？	建议"中医就诊"修改为"就诊中医"
7	C11.您会从他人那获取中医药健康知识吗？	与 C1 的知识点重复，建议修改

3.问卷各维度及其权重　问卷维度和条目的权重反映了各维度和条目在问卷中的重要程度和作用大小。本研究中各维度的权重设置和条目分值是结合第二轮专家咨询中 14 位专家对各维度及条目的重要性打分进行计算的。根据居民中医药健康素养的概念内容，居民中医药素养水平应从知识、态度和行为这三个维度进行测量，环境维度仅作为自变量，故环境维度的条目不纳入居民中医药健康素养调查问卷的总分中。因此居民中医药健康素养调查问卷中，行为维度占比最高 34.5%，其次是态度维度占比 33.5%，知识维度占比 32%，具

体条目的分值见表 3-23。

表 3-23　2022 年问卷各维度权重及条目分值

维度	二级指标	条目	分值
知识（32.0%）	中医基础知识（10.48%）	B01	5.20
		B02	5.29
	中医养生保健知识（11.40%）	B03	2.95
		B04	2.90
		B05	2.90
	中药基础知识（10.12%）	B06	2.66
		B07	5.10
		B08	5.01
态度（33.5%）	信任情况（11.63%）	B09	11.63
	选择意愿（11.28%）	B10	5.64
		B11	5.64
	传播意愿（10.59%）	B12	10.59
行为（34.5%）	获取（11.63%）	C01	6.01
		C02	5.62
	使用（12.21%）	C03	1.98
		C04	1.76
		C05	1.67
		C06	1.64
		C07	1.64
		C08	1.70
		C09	1.81
	扩散（10.66%）	C10	10.66

第二节　预调查与检验

一、预调查

预调查，即做正式调查前的准备工作。本研究中预调查主要是为检测问卷的可行性和合理性，主要了解测试：①条目和选项设置的合理性；②问卷条目语言表述的清晰性；③问卷条目内容的准确性；④每一份问卷的作答时间。在调查结果的基础上小组进行讨论，对于需要进一步修改的内容进行调整并形成正式测试版问卷。

本项目组于 2020 年开展的"居民中医药健康素养问卷的研制及初步应用研究"和 2022 年开展的"居民中医药健康素养水平测量及影响因素研究"两项研究，在研制中医药健康素养问卷中，均在正式调查之前开展了预调查工作，检测问卷条目的合理性、清晰性、准确性，从而对研制的问卷进一步修改完善，为正式调查做准备。经过总结整理，预调查过程如下。

（一）调查对象选择

本项目组采用整群随机抽样方法选取江西省内居民作为调查对象。其调查对象纳入的标准：①年满 15 周岁，但不满 70 周岁的居民；②过去 12 个月内在当地居住时间累计超过 6 个月的居民（不考虑是否具有当地户籍）；③通常情况下家庭户中素养水平具有聚集性特征，基于此，每户只选取 1 名家庭成员进行调查；④调查参与过程中具有自愿性。排除标准：①年龄不满 15 周岁且在 70 周岁以上的居民（包含 70 周岁）；②非本地常住居民；③不愿接受并配合调查的居民。

（二）研究方法

1. 研究工具　本研究于 2020 年和 2022 年分别使用研制好的《居民中医药健康素养问卷》预调查问卷，包含居民中医药健康素养和基本情况两部分。2020 年所研制的调查问卷包括 3 个维度、44 个条目，其中中医药健康素养知识维度、信念维度、行为维度条目分别为 31、6、7 个；2022 年所研制的调查问卷包括 4 个维度、32 个条目，其中中医药健康素养环境维度、知识维度、信念维度、行为维度条目分别为 7、8、5、12 个。

2. 样本量估算　对问卷进行信效度检验时首先要确定问卷的样本量。样本量一般不少于问卷条目数的 5 ～ 10 倍，加上其他不可控的因素可再增加 20% 的样本量。结合 2020 年和 2022 年两轮专家咨询后形成的《居民中医药健康素养调查问卷》的条目数量（44 和 32 条），预调查的样本数量应分别控制在 264 ～ 528 和 192 ～ 384 份之间，因此 2020 年和 2022 年的问卷预调查当中分别发放 270 份和 280 份问卷。

3. 资料收集　由于疫情原因，本研究所采取的预调研均选择线上和线下相结合的形式发放调查问卷，主要通过问卷星平台在微信、QQ 等软件进行转发问卷链接进行填写，线下则是邀请调查对象身边的亲朋好友进行纸质问卷填写。在 2022 年预调研中，共收回 248 份问卷，208 份有效问卷，有效率为 83.87%。

4. 问卷条目评价　问卷难度评价方法的计算公式为 $P=(PH+PL)/2$。其中 P 为条目的难度，PH 代表高分组在某个题目认知程度高的百分比，PL 代表低分组在某个题目认知程度高的百分比。P 值介于 $0\sim1$ 之间，越大表示题目越容易。一份较好的问卷，所有题目的难度值分布应介于 $0.3\sim0.7$ 之间，平均难度在 0.5 左右。本问卷素养测评借鉴北京中医药大学谭巍教授的研究将问卷条目的了解程度划分为：低于 0.3 理解非常困难，$0.3\sim0.4$ 理解困难较大，$0.4\sim0.6$ 理解困难适中，$0.6\sim0.7$ 理解困难较小，高于 0.7 理解困难过小。

二、指标体系信度与效度

（一）研究方法

1. 项目分析

（1）相关性分析　通过皮尔逊相关系数进行相关性分析。通常情况下要求各研究量表确定的各个条目得分与量表总分的相关系数大于 0.4，且差异有显著性意义（$P<0.05$）。

（2）区分度分析　在临界值比值法的基础上进行区分度分析，用决断值（CR）来表示这一指标。

（3）临界比值法　根据调查对象填写问卷的得分结果，按照分数从高到低分出高分组和低分组，求高分组和低分组在每个条目上的显著性，再将未达到显著水平（$P<0.001$）的条目给予删除。

2. 效度分析　问卷的效度分析即为检验问卷的有效性，也就是问卷所设计的条目是否合理、是否能达到预期目标。包括两个部分：内容信度、结构效度。

（1）内容信度　是指问卷（测量工具）中的条目样本是否能够对所要测量的概念恰如其分地表达和反应，其主要包含条目内容效度、量表平均内容效度两个指标，通常情况下对于内容效度采取专家评价的方式以赋值统计方法进行评价。

（2）结构效度　通常采取探索因子分析法进行结构效度的测评，旨在对于问卷不同项目的分布结构进行了解，大多用因子负荷来描述。此外，通常在探索因子分析前用 KMO 检验进行适合性分析，KMO 值与是否适合做因子分析呈正关，且大量研究表明 KMO 大于 0.7 为理想状态。

3. 信度分析　问卷的信度是指问卷测量结果的可靠性和一致性程度，以问卷信度 Cronbach's α 系数来评价，其值介于 0 ~ 1 之间，数值大小与量表的内在一致性呈正相关。一般认为总问卷 Cronbach's α 系数大于 0.70，各维度 Cronbach's α 系数大于 0.60，表明问卷信度良好。

（二）研究结果

1. 2018 年"江西省居民中医药健康素养与生命质量相关性研究" 本项目组将"试点研究"中的个人基本情况、中医药健康素养和健康相关生命质量三部分选取的指标重新组成《江西省居民中医药健康素养和生命质量情况调查问卷》（见附录），对其进行信度分析（表 3-24）和效度检验（表 3-25）。分析结果显示，各维度 Cronbach's α 系数和 KMO 值均在 0.7 左右，数据具有一定信效度，达到使用要求。

表 3-24　量表信度分析结果

变量	条目数	Cronbach's α 系数
整体中医药健康素养	30	0.755
知识型中医药健康素养	18	0.690
信念型中医药健康素养	6	0.769
行为型健康素养	6	0.611
健康相关生命质量	5	0.662

表 3-25　量表效度分析结果

变量	KMO 值	χ^2	df	P
整体中医药健康素养	0.840	817.235	153	0.000
知识型中医药健康素养	0.840	2817.235	153	0.000
信念型中医药健康素养	0.820	2031.335	15	0.000
行为型健康素养	0.668	1332.169	15	0.000
健康相关生命质量	0.745	1438.119	10	0.000

2. 2020 年"居民中医药健康素养问卷的研制及初步应用研究"

（1）项目分析

①相关性分析：本项目组在 2020 年"居民中医药健康素养问卷的研制及初步应用研究"中运用 Pearson 相关分析对各条目与相应维度总分、各维度总分与问卷总分的相关性进行检验。结果显示，各条目与相应维度总分的相关性介于 0.204 ~ 0.784，其中，条目 A11 和条目 A12 的相关系数分别为 0.204 和 0.246，均小于 0.4，删除；居民中医药健康素养知识、态度、行为三个维度总分与问卷总分的相关性均大于 0.4（$P<0.05$），详见表 3-26 和表 3-27。

表 3-26　知识、态度、行为各条目与维度总分的相关系数（*n*=270）

知识条目	相关系数	态度条目	相关系数	行为条目	相关系数
A01	0.746**	B01	0.784**	C01	0.498**
A02	0.449**	B02	0.466**	C02	0.608**
A03	0.689**	B03	0.616**	C03	0.428**
A04	0.424**	B04	0.536**	C04	0.569**
A05	0.412**	B05	0.519**	C05	0.583**
A06	0.624**	B06	0.576**	C06	0.598**
A07	0.725**			C07	0.550**
A08	0.669**				
A09	0.548**				
A10	0.440**				
A11	0.204**				
A12	0.246**				
A13	0.515**				
A14	0.614**				
A15	0.760**				
A16	0.662**				
A17	0.476**				
A18	0.459**				
A19	0.559**				
A20	0.477**				
A21	0.468**				
A22	0.753**				
A23	0.548**				
A24	0.519**				
A25	0.426**				
A26	0.469**				
A27	0.671**				
A28	0.559**				
A29	0.675**				
A30	0.521**				
A31	0.447**				

注：** 表示 $P<0.01$。

表 3-27　知识、态度、行为各维度总分与问卷总分的相关系数（*n*=270）

维度	相关系数
知识	0.907**
态度	0.535**
行为	0.575**

注：** 表示 $P<0.01$。

②区分度分析：本项目组于 2020 年的研究中，根据预调查中 270 名调查对象的问卷，按照分数从高到低对问卷进行排序，然后对样本进行分组，分为高分组和低分组，前者是排序的前 27%，后者为排序的后 27%，人数均为 73 人。采用独立样本 t 检验进行分析，结果显示：条目 A20 的 t 统计量为 1.691（小于 3）且 $P=0.093$，删除该条目；其余条目区分度良好，详见表 3–28，可进行后续分析。

表 3–28　问卷各条目区分度分析结果（$n=270$，$\bar{x} \pm s$）

| 条目 | 组别（平均值 ± 标准差） | | t | P | 条目 | 组别（平均值 ± 标准差） | | t | P |
	低分组（$n=73$）	高分组（$n=73$）				低分组（$n=73$）	高分组（$n=73$）		
A01	1.01 ± 0.77	1.59 ± 0.64	4.893	0.000**	A23	1.14 ± 0.87	1.74 ± 0.57	4.926	0.000**
A02	1.03 ± 0.84	1.70 ± 0.57	5.607	0.000**	A24	0.95 ± 0.84	1.56 ± 0.76	4.616	0.000**
A03	0.84 ± 0.84	1.66 ± 0.58	6.814	0.000**	A25	0.89 ± 0.84	1.82 ± 0.48	8.201	0.000**
A04	1.32 ± 0.76	1.89 ± 0.35	5.848	0.000**	A26	1.03 ± 0.81	1.79 ± 0.47	6.959	0.000**
A05	0.85 ± 0.82	1.70 ± 0.57	7.124	0.000**	A27	0.84 ± 0.79	1.29 ± 0.82	3.363	0.000**
A06	1.44 ± 0.76	1.96 ± 0.20	5.635	0.000**	A28	0.88 ± 0.76	1.51 ± 0.68	5.236	0.000**
A07	0.89 ± 0.79	1.64 ± 0.58	6.535	0.000**	A29	0.93 ± 0.85	1.56 ± 0.74	4.747	0.000**
A08	0.60 ± 0.70	1.29 ± 0.87	5.222	0.000**	A30	1.01 ± 0.82	1.92 ± 0.32	8.721	0.000**
A09	1.07 ± 0.80	1.63 ± 0.87	4.562	0.000**	A31	0.89 ± 0.85	1.68 ± 0.64	6.327	0.000**
A10	1.48 ± 0.58	1.90 ± 0.38	5.238	0.000**	B01	4.36 ± 0.61	4.49 ± 0.55	4.419	0.000**
A11	1.63 ± 0.56	1.86 ± 0.42	3.828	0.005	B02	3.49 ± 0.81	4.07 ± 0.91	3.977	0.000**
A12	1.41 ± 0.62	1.79 ± 0.50	4.031	0.000**	B03	4.11 ± 0.77	4.42 ± 0.74	6.508	0.000**
A13	1.51 ± 0.68	1.96 ± 0.20	5.379	0.000**	B04	3.53 ± 0.78	4.42 ± 0.74	7.043	0.000**
A14	1.30 ± 0.75	1.86 ± 0.38	5.647	0.000**	B05	3.56 ± 0.92	4.41 ± 0.72	6.168	0.000**
A15	0.74 ± 0.81	1.03 ± 0.83	4.107	0.000**	B06	3.11 ± 1.15	4.41 ± 0.68	8.250	0.000**
A16	0.89 ± 0.87	1.64 ± 0.65	5.895	0.000**	C01	3.08 ± 1.28	3.45 ± 1.05	4.898	0.000**
A17	1.07 ± 0.80	1.79 ± 0.47	6.654	0.000**	C02	2.62 ± 0.71	3.36 ± 1.00	5.113	0.000**
A18	0.85 ± 0.77	1.82 ± 0.48	9.420	0.000**	C03	2.55 ± 1.12	2.90 ± 1.22	3.824	0.002
A19	0.92 ± 0.81	1.85 ± 0.43	8.657	0.000**	C04	1.63 ± 0.54	2.19 ± 1.26	3.487	0.001
A20	0.88 ± 0.84	1.12 ± 0.91	1.691	0.093*	C05	2.70 ± 1.25	4.26 ± 1.06	8.099	0.000**
A21	1.07 ± 0.80	1.92 ± 0.27	8.525	0.000**	C06	3.42 ± 0.98	4.22 ± 0.90	5.085	0.000**
A22	0.96 ± 0.83	1.60 ± 0.68	5.082	0.000**	C07	2.75 ± 0.74	3.16 ± 0.95	6.899	0.000**

注：* 为需删除条目，** 表示 $P<0.01$。

（2）效度检验　本项目组根据所选择的 7 位专家对问卷各条目的内容效度评价结果显示：知识、态度、行为 3 个维度问卷内容效度（scale-content validity index, S-CVI）/Avc 分别为 0.950、0.952、0.939；各条目的条目内容效度（item-content validity index, I-CVI）介于 0.857 ~ 1.000，提示问卷的内容效度较好，专家对问卷的具体评分见表 3-29。

表 3-29　2020 年专家内容效度评分情况（ *n*=7 ）

条目	评分为 3 或 4 的专家人数	I-CVI	条目	评分为 3 或 4 的专家人数	I-CVI
A01	7	1.000	A23	7	1.000
A02	7	1.000	A24	7	1.000
A03	7	1.000	A25	6	0.857
A04	6	0.857	A26	6	0.857
A05	7	1.000	A27	6	0.857
A06	7	1.000	A28	7	1.000
A07	7	1.000	A29	7	1.000
A08	7	1.000	A30	7	1.000
A09	7	1.000	A31	6	0.875
A10	6	0.857	B01	7	1.000
A11	7	1.000	B02	6	0.857
A12	6	0.875	B03	7	1.000
A13	7	1.000	B04	7	1.000
A14	7	1.000	B05	6	0.857
A15	7	1.000	B06	7	1.000
A16	6	0.857	C01	7	1.000
A17	6	0.857	C02	7	1.000
A18	7	1.000	C03	6	0.857
A19	7	1.000	C04	6	0.857
A20	6	0.857	C05	7	1.000
A21	6	0.857	C06	7	1.000
A22	7	1.000	C07	6	0.857

据探索因子分析结果显示，问卷 KMO 值 0.849，Bartlett 球形 x^2=2704.112 （ *P*<0.01 ），若 KMO 值在大于 0.7 的范围，即可以进行探索因子分析。提取公因子的前提是把初始估计值设置为 1，通过最大方差正交旋转来计算成分矩阵，整个分析过程中总体提取 3 个公因子，分析所得累计方差贡献率为 56.951%，已达标准（ ≥ 40% ）。删除因子载荷量小于 0.40 的条目：A04、A26、A30，其余各条目因子载荷量均介于 0.450 ～ 0.774，三个维度结构与问卷理论结构基本相符。见表 3-30。

表 3-30　探索因子分析结果（ *n*=270 ）

条目	成分			条目	成分		
	知识	态度	行为		知识	态度	行为
A01	0.760			A23	0.526		
A02	0.694			A24	0.485		

续表

条目	成分			条目	成分		
	知识	态度	行为		知识	态度	行为
A03	0.588			A25	0.465		
A04	0.388			A26	0.365		
A05	0.614			A27	0.704		
A06	0.583			A28	0.671		
A07	0.494			A29	0.593		
A08	0.639			A30	0.376		
A09	0.626			A31	0.515		
A10	0.509			B01		0.603	
A11	–			B02		0.538	
A12	–			B03		0.674	
A13	0.575			B04		0.524	
A14	0.571			B05		0.621	
A15	0.664			B06		0.618	
A16	0.689			C01			0.740
A17	0.481			C02			0.552
A18	0.550			C03			0.496
A19	0.508			C04			0.450
A20	–			C05			0.536
A21	0.527			C06			0.558
A22	0.774			C07			0.637

（3）信度检验　在项目分析及效度分析的基础上，共删除 6 个条目：A04、A11、A12、A20、A26、A30，最终保留 38 个条目。运用 Cronbach's α 系数对其进行信度检验，整体问卷 Cronbach's α 系数为 0.943，其中居民中医药健康知识、居民中医药健康态度、居民中医药健康行为三个维度的 Cronbach's α 系数分别为 0.917、0.894、0.906。见表 3-31。

表 3-31　各维度及总问卷的 Cronbach's α 系数结果（n=270）

维度	条目数（个）	Cronbach's α 系数
知识	25	0.917
态度	6	0.894
行为	7	0.906
总问卷	38	0.943

2.2022 年"居民中医药健康素养水平测量及影响因素研究"

（1）项目分析　本项目组在开展 2022 年"居民中医药健康素养水平测量及

影响因素研究"时，采用临界比值法进行项目分析，检验问卷条目的适切程度。临界比值法（又称极端值法），是根据调查对象填写问卷的得分结果按照分数从高到低出高分组和低分组，求高分组和低分组在每个条目上的显著性，再将未达到显著水平（$P < 0.001$）的条目给予删除。由于临界比值法是需要根据问卷得分进行分组，而本研究提出第四维度，即环境维度的条目仅作为自变量，不纳入问卷总分，所以环境维度的条目不进行项目分析。分析结果如下：

将预调查中 208 名调查对象的问卷总得分按照由高到低进行排序，问卷得分排名在前 27% 的调查对象划分为高分组，排名后 27% 的调查对象划分为低分组，通过对高、低两组（共 112 位调查对象）进行独立样本 t 检验，以 $t < 3$ 为删除标准，对未达到标准的条目进行删除。结果显示本研究中的 22 个条目均符合要求，问卷条目不需要进行删除，具体结果见表 3–32。

表 3–32 问卷总分高分组与低分组比较（$n=112$）

条目	t	P	条目	t	P
B01	6.708	< 0.001	C01	12.078	< 0.001
B02	7.290	< 0.001	C02	6.380	< 0.001
B03	10.347	< 0.001	C03	8.869	< 0.001
B04	4.191	< 0.001	C04	6.025	< 0.001
B05	7.167	< 0.001	C05	5.864	< 0.001
B06	5.028	< 0.001	C06	5.232	< 0.001
B07	7.472	< 0.001	C07	4.234	< 0.001
B08	5.728	< 0.001	C08	6.851	< 0.001
B09	8.594	< 0.001	C09	6.720	< 0.001
B10	8.336	< 0.001	C10	12.502	< 0.001
B11	8.890	< 0.001			
B12	10.906	< 0.001			

（2）效度检验

①内容效度：本项目组采用条目内容效度指数（item-content validity index，I-CVI）和问卷内容效度指数（scale-content validity index，S-CVI）。I-CVI 是指在某个条目上给出 3 或 4 分的专家人数除以专家总数，S-CVI/Ave 是指问卷所有条目的内容效度指数均数；一般认为 I-CVI ≥ 0.8，S-CVI/Ave > 0.90 时，问卷条目可以被接受。分析结果如下：

本研究的问卷条目是基于中医相关理论和大量相关文献分析之上进行设计。依据 9 位专家对问卷条目的相关性评分来反映问卷条目是否能准确评价居民中医药健康素养水平。调查结果显示 I-CVI 为 0.889 ～ 1.000，问卷四个维度知识、态度、行为、环境的 S-CVI/Ave 分别为 0.952、0.945、1、0.935，说明该问卷具有较好的内容效度，详见表 3-33。

表 3-33　2022 年专家内容效度评分情况（$n=9$）

条目	评分为 3 或 4 的专家	I-CVI	条目	评分为 3 或 4 的专家	I-CVI
A01	9	1.000	B10	9	1.000
A02	8	0.889	B11	9	1.000
A03	9	1.000	B11-1	9	1.000
A04	9	1.000	B12	9	1.000
A05	8	0.889	C01	9	1.000
A06	8	0.889	C01-1	8	0.889
A07	9	1.000	C02	8	0.889
B01	8	0.889	C03	9	1.000
B02	9	1.000	C03-1	9	1.000
B03	9	1.000	C04	9	1.000
B04	9	1.000	C05	8	0.889
B05	9	1.000	C06	8	0.889
B06	8	0.889	C07	8	0.889
B07	8	0.889	C08	8	0.889
B08	8	0.889	C09	8	0.889
B09	9	1.000	C10	9	1.000

②结构效度：结果显示，KMO=0.888 > 0.7，且 Bartlett's 球状检验 χ^2=3155.432，$P < 0.01$，符合因子分析要求；说明问卷的各条目间具有较强的相关性，问卷的数据具有可靠性及内部一致性，问卷效度较好可进行因子分析；详见表 3-34。

表 3-34　KMO and Bartlett's 球状检验

KMO 取样适切性量数		0.888
Bartlett's 球形度检验	近似卡方	3155.432
	自由度	406
	显著性	0.000

结合因子分析法对问卷进行因子分析，一般选取特征值大于或等于 1 的公因子。从表 3-35 可知，前 6 个主成分的特征根＞1，分别为 8.714、3.734、1.897、1.446、1.286、1.061，分别解释了总变异的 30.047%、12.908%、6.540%、4.985%、4.436%、3.658%，它们提供的累积贡献率 62.574%。同时根据碎石

图（即按特征根大小排列的主成分散点图）和理论分析，碎石图（图 3-1）与主成分特征根相对应，共同确定公因子数量为 6 个，结合表 3-35，说明 6 个公因子能解释 62.574% 的变异量，达到假设标准，这说明前 6 个公因子能够较好地反映各指标所包含的大部分信息。

表 3-35　预调查因子分析主成分列表

成分	初始特征值	方差贡献率（%）	累积贡献率（%）
1	8.714	30.047	30.047
2	3.743	12.908	42.956
3	1.897	6.540	49.495
4	1.446	4.985	54.480
5	1.286	4.436	58.916
6	1.061	3.658	62.574
7	0.976	3.521	66.095
8	0.909	3.134	69.228
9	0.857	2.955	72.184
10	0.757	2.610	74.794
11	0.704	2.427	77.220
12	0.665	2.292	79.513
13	0.630	2.172	81.684
14	0.589	2.030	83.715
15	0.506	1.746	85.460
16	0.473	1.633	87.093
17	0.462	1.594	88.687
18	0.419	1.446	90.132
19	0.389	1.340	91.473
20	0.369	1.274	92.747
21	0.353	1.217	93.963
22	0.306	1.054	95.017
23	0.280	0.966	95.984
24	0.272	0.936	96.920
25	0.245	0.845	97.765
26	0.215	0.740	98.506
27	0.168	0.579	99.085
28	0.152	0.525	99.610
29	0.113	0.390	100.000

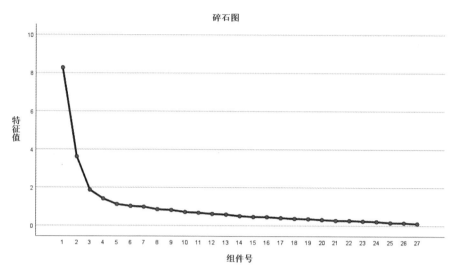

图 3-1　问卷因子碎石图

使用因子分析法分别对总体问卷及其四个维度进行分析，然后提取特征值大于 1 的作为公因子数。根据它们各自的公因子数可以看出，问卷的四个维度提取出了 6 个公因子，基本对应了因子分析法确定的因子数，其中在环境维度提取了 2 个公因子，知识维度中提取了 2 个公因子，态度维度和行为维度中分别提出 1 个公因子。见表 3-36。

表 3-36　问卷及各维度的因子分析结果

项目	提取公因子数
总体问卷	6
环境维度	2
知识维度	2
态度维度	1
行为维度	1

采用方差最大化正交旋转进行分析，提取负荷大于 0.400 的条目。由表 3-37 可见，第 1 个公因子包括 C01 ～ C10，第 2 个公因子包括 B09 ～ B12，第 3 个公因子包括 B01 ～ B06，第 4 个公因子包括 A03 ～ A07，第 5 个公因子包括 A01、A02，第 6 个公因子包括 B07、B08。本研究在制定居民中医药健康素养调查问卷时，理论构想的维度是四个，分别是"环境""知识""态度""行为"，其中"态度""行为"维度与因子分析所选取的公因子相符。第 4 公因子的 A06、A07 条目是环境维度中家庭环境维度的两个条目，第 5 公因子的 A01 ～ A05 条目则是环境维度中的社会环境维度的条目。由于在问卷维

度设计之初，考虑到环境维度应划分为宏观（社会环境）和微观（家庭环境），所以可以将社会环境和家庭环境合并为环境。而第 3 公因子是 B01 ～ B06 条目，属于知识维度中医基础知识和中医养生保健知识；第 6 公因子是 B07 ～ B08 条目，属于知识维度的中药基础知识，考虑到中医和中药属于相辅相成的关系，所以第 3、6 公因子可以进行合并。因此第 4、5 公因子可归为"环境"维度，第 3、6 公因子可归为"知识"维度。由此可以看出结果与问卷条目设计之初划分标准基本一致，故问卷有较好的结构效度。

表 3-37 旋转因子载荷矩阵

条目	成分					
	1	2	3	4	5	6
A01					0.607	
A02					0.692	
A03					0.518	
A04					0.788	
A05					0.811	
A06				0.461		
A07				0.583		
B01			0.844			
B02			0.799			
B03			0.892			
B04			0.414			
B05			0.809			
B06			0.659			
B07						0.687
B08						0.553
B09		0.793				
B10		0.849				
B11		0.84				
B12		0.797				
C01	0.667					
C02	0.765					
C03	0.633					
C04	0.682					
C05	0.529					
C06	0.462					
C07	0.697					
C08	0.759					
C09	0.742					
C10	0.533					

（3）信度检验　由分析结果可以得出，总问卷的 Cronbach's α 系数为 0.811（＞0.8），且发现四个维度的 Cronbach's α 系数均＞0.6，说明该问卷具有较好的信度，符合研究需要，可以进行下一步研究。详见表 3-38。

表 3-38　居民中医药健康素养问卷各维度、总问卷的内部一致性分析

变量	条目数（个）	Cronbach's α 系数
环境	7	0.705
知识	8	0.713
态度	5	0.772
行为	12	0.734
总问卷	32	0.811

第四章

中医药健康素养调查

第一节　调查方案

一、调查对象选择

（一）2018年"江西省居民中医药健康素养与生命质量相关性研究"

1. 调查对象与数据来源　调研数据来自"试点研究"，是国家中医药管理局规划财务司委托江西中医药大学中医药与大健康发展研究院的课题，调研于2018年7～8月进行。本研究主要用到的数据为"试点研究"中的个人基本情况、中医药健康素养和健康相关生命质量部分，调查对象为江西省16周岁及以上常住居民。

2. 调查点抽样　综合考虑地理区域及代表性、可行性和经济有效性等因素，确定选择江西省15个县（市、区）作为调查范围。考虑到省会城市的特殊性及省会南昌在全省GDP总量中的比重（占比超过1/5），从南昌市选择3个县（市、区）、其他地市选择12个县（市、区）作为调查地区，调查地点见表4-1。

（1）南昌市调查县（市、区）的选择　将南昌市9个县（市、区）根据人均GDP大小分为三个层次，在每个层次中随机抽取1个作为样本地区。

（2）其他地市县（市、区）的选择　在赣北、赣中、赣南三大区域中，分别依据GDP总量和人均GDP大小排名分为两个层次，在每个区域每个层次中随机抽取1个县（市、区），共抽取12个县（市、区）作为调查对象。

表 4-1　调查点分布情况

区域划分	调查点
省会南昌	进贤县、东湖区、西湖区
赣　北	永修县、德兴市、月湖区、昌江区
赣　中	南城县、渝水区、丰城市、樟树市
赣　南	章贡区、会昌县、湘东区、青原区

（二）2020年"居民中医药健康素养问卷的研制及初步应用研究"

该研究采用整群随机抽样法，选取江西省南昌市、九江市、上饶市、宜春市、吉安市、赣州市、景德镇市、萍乡市15～69岁常住居民为调查对象。纳入标准：①年满15周岁，但不满70周岁的居民；②过去12个月内在当地居住时间累计超过6个月的居民（不考虑是否具有当地户籍）；③通常情况下家庭户中素养水平具有聚集性特征，基于此，每户只选取1名家庭成员进行调查；④调查参与过程中具有自愿性。排除标准：①年龄不满15周岁且在70周岁以上的居民（包含70周岁）；②非本地常住居民；③不愿接受并配合调查的居民。

（三）2022年"居民中医药健康素养水平测量及影响因素研究"

该研究将江西省11个市作为调查范围，综合考虑省会城市的特殊性、地理区域及代表性、可行性等因素，故选择南昌市（赣北）、吉安市（赣中）、赣州市（赣南）作为调查地区，采用整群随机抽样法选取南昌市、吉安市、赣州市的15～59岁常住居民为调查对象。其中主要选取的常住居民不考虑该居民是否具有当地户籍，只需要过去12个月内在当地居住的时间累计超过6个月即可。

二、调查方法

（一）2018年"江西省居民中医药健康素养与生命质量相关性研究"

1. 调查工具　本研究使用的调查工具为将"试点研究"中的个人基本情况、中医药健康素养和健康相关生命质量三部分选取的指标重新组成《江西省居民中医药健康素养和生命质量情况调查问卷》。

2. 调查方式　考虑到中医药健康服务可能存在一定的区域辐射性，而大部分政府所在地为本地经济、文化中心，故以政府驻地为中心向四周发散选择调查点。采用分层多阶段抽样方法，在15个调查点的基础上，每个调查点随机抽取2个街道（其中1个为县级政府驻地）、1个乡镇，每个街道抽取2个居委会（其中1个为街道办驻地），每个乡镇抽取2个村委会（其中1个为乡镇政府所在地），共抽取30个街道、15个乡镇、60个居委会、30个村委会；每个居委会随机抽取20个家庭户，每个村委会随机抽取10个家庭户，每个家庭户随机抽取1名15岁以上常住人口，要求调查对象具有一定沟通能力，能够独立或通过面对面交流完成问卷。采用集中作答、入户调查等方式，由调查对象自填完成问卷；调查对象不能独立完成填写的，采用面对面询问方式调查。

（二）2020 年"居民中医药健康素养问卷的研制及初步应用研究"

1. 调查工具 该研究使用的调查工具为项目组研制的《居民中医药健康素养调查问卷》（正式），主要内容包括：①居民基本情况：性别、年龄、民族、婚姻状况、文化程度、职业、家庭年收入、户籍、参加医疗保险、是否患慢病、自评健康状况等。②居民中医药健康素养：知识、态度、行为三个维度 38 个条目，其中知识维度 25 个条目，分值范围为 0 ～ 50 分；态度维度 6 个条目，分值范围为 6 ～ 30 分；行为维度 7 个条目，分值范围为 7 ～ 35 分。得分越高，表明居民所掌握的中医药健康知识越丰富、具有更积极的中医药健康态度、中医药健康行为实践得越好。

2. 样本量估算 调查样本量应为问卷变量个数的 5 ～ 10 倍，同时参考样本量计算公式：$n \geqslant \left(\dfrac{k}{a}\right)^{2} p(1-p)$，一般将显著水平设定为 $P=0.05$（$P=\alpha=0.05$），区间置信度为 95%，分位数 $k=1.96$，参考江西省 2020 年居民健康素养水平 23.73%，计算得 $n \geqslant 279$。综合以上两种样本量计算方法，本研究正式问卷共 38 个条目，最终发放 400 份问卷。

（三）2022 年"居民中医药健康素养水平测量及影响因素研究"

1. 调查工具 采用本课题研制的《居民中医药健康素养调查问卷》，主要内容包括：①居民基本情况：所在地区、性别、年龄、现居地、文化程度、婚姻状况、就业状况、从事职业、参加保险数量、家庭常住人口、家庭月收入、有无慢病、自评健康状况、宣传方式、宣传场所、提供服务情况、老年人接受中医药健康管理服务情况、接受儿童中医药健康指导情况、谈论频率、家人接受中医药健康服务情况。②居民中医药健康素养：知识、态度、行为三个维度 25 个条目，其中知识维度有 8 个条目，分值范围在 0 ～ 32.0 分；态度维度有 5 个条目，分值范围在 0 ～ 33.5 分；行为维度有 12 个条目，分值范围在 0 ～ 34.5 分。调查问卷的得分越高，说明居民了解和掌握的中医药健康相关知识越丰富、具有积极的中医药健康态度、中医药健康行为越多。

2. 调查方式 2022 年 12 月由于疫情的缘故，采用线上与线下相结合的方式发放正式问卷。线上通过问卷星平台在 QQ、微信等软件以转发问卷链接的方式发放问卷；因考虑到部分人群文化水平及使用手机有困难，故线下主要针对中老年人发放问卷。

第二节　调查实施与分析

一、质量控制

（一）2018年"江西省居民中医药健康素养与生命质量相关性研究"

调研前制定操作手册并召开培训会，保证调研的规范性；问卷填写中，能独立作答的居民应自行填写，不能独立作答的居民由调研员面对面交流作答，但调查员不得做出暗示和诱导；问卷完成后，调查员检查是否有遗漏、逻辑错误等问题，如有问题，及时让居民补充或更正；质控员对数据填写完整性及录入准确性进行审核，抽取15份问卷进行完整性审核，不合格问卷10%及以上者视为调查不合格，需重新调查，对完整问卷抽取15份二次录入，错误率超过1‰需重新录入。

（二）2020年"居民中医药健康素养问卷的研制及初步应用研究"

1.资料收集阶段　一方面，为了避免出现疏漏，调查问卷的核对由两人同时进行，两人核对无误之后将问卷数据导入问卷星软件。另一方面，对问卷星的后台进行操作设置，确保数据收集的精确性。

2.数据分析阶段　在问卷星软件导出原始数据，对其进行整理、核查，对于不合格问卷剔除之后，由双人对问卷重新编码。为了确保录入的编码没有错误，再次对问卷进行核对之后建立数据库。

（三）2022年"居民中医药健康素养水平测量及影响因素研究"

1.问卷回收阶段　考虑到疫情缘故和实际可行性，项目组成员暂时无法在江西省内进行大范围调查，所以本次调查以问卷星的形式为主，线下发放纸质问卷。由2位项目组成员共同设计问卷星的数据库并定义逻辑和跳选功能，可以有效减少问卷填写时出现错误；线下的纸质问卷选取3名项目组成员作为调查员，调查员在调查前进行统一培训，保证客观填写问卷内容。

2.数据分析阶段　为确保数据录入无误，由两名项目组成员共同录入；在数据整理分析阶段，从问卷星中导出问卷数据并进行核对和整理，剔除数据不合格的问卷。

二、调查数据收集与录入

（一）2018 年"江西省居民中医药健康素养与生命质量相关性研究"

该研究于 2018 年 7 ～ 8 月线下总共发放问卷 1500 份，回收问卷 1491 份，问卷回收率为 99.4%，剔除缺失值过多、严重逻辑错误、年龄低于 15 周岁等无效问卷 11 份，剩余有效问卷 1480 份。

通过 SPSS 软件对 1480 份调查问卷数据进行录入分析。选取性别、年龄、文化程度、婚姻状况、职业类型、体质指数、慢病患病情况、人均月收入、户口性质、家庭人口数、家庭氛围、居住环境、社会保险类型、商业保险情况 14 个变量为自变量，中医药健康素养及其三个维度素养具备情况、健康效用值及 EQ-5D 的五个维度为因变量开展研究，所用的变量赋值情况见表 4-2。

表 4-2　2018 年变量赋值表

特征	变量赋值
性别	1= 男，2= 女
年龄	1=16 ～ 44 周岁，2=44 ～ 59 周岁，3= ≥ 60 周岁
文化程度	1= 小学及以下，2= 初中，3= 高中 / 中专 / 职高，4= 本专科及以上
婚姻状况	1= 未婚，2= 已婚，3= 离异 / 丧偶 / 分居
职业类型	1= 机关企事业单位，2= 农民，3= 其他，4= 无业
体质指数	1= 体重过低，2= 正常体重，3= 超重，4= 肥胖
慢病患病情况	1= 有慢病，2= 无慢病
人均月收入	1= ≤ 1000 元，2=1001 ～ 2000 元，3=2001 ～ 3000 元，4= ≥ 3001 元
户口性质	1= 农业，2= 非农业
家庭人口数	1=1 ～ 2 人，2=3 ～ 4 人，3=5 ～ 6 人，4= ≥ 7 人
家庭氛围	1= 非常和睦，2= 比较和睦，3= 一般，4= 不和睦
居住环境	1= 非常满意，2= 比较满意，3= 一般，4= 不满意
社会保险类型	1= 无社保，2= 城乡居民，3= 城镇职工
商业保险情况	1= 无商保，2= 有商保
中医药健康素养具备情况	1= 具备，0= 不具备
知识型中医药健康素养具备情况	1= 具备，0= 不具备
信念型中医药健康素养具备情况	1= 具备，0= 不具备
行为型健康素养具备情况	1= 具备，0= 不具备
健康效用值	实际换算值
EQ-5D 的 5 个维度	1= 有问题，0= 无问题

（二）2020 年"居民中医药健康素养问卷的研制及初步应用研究"

该研究于 2020 年共发放问卷 400 份，回收问卷 400 份，有效问卷 380 份，有效回收率为 95.0%。为进一步探索各影响因素对居民中医药健康素养影响作用的大小，以居民中医药健康素养总分及知识、态度、行为各维度得分作为因变量，根据单因素分析有统计学意义的变量（$P < 0.05$）作为各自的自变量，进行多元线性回归分析。运用 SPSS 软件对数据进行录入分析，变量赋值见表 4-3。

表 4-3　2020 年变量赋值表

因素	变量名	赋值说明
性别	X1	1= 男，2= 女
年龄（岁）	X2	1=15 ～，2=25 ～，3=35 ～，4=45 ～，5=55 ～，6=65 ～ 69
婚姻状况	X3	1= 未婚，2= 在婚，3= 分居，4= 离异，5= 丧偶
文化程度	X4	1= 不识字或识字很少，2= 初小，3= 高中 / 职高 / 中专，4= 大专 / 本科及以上
职业	X5	1= 公务员，2= 教师，3= 医务人员，4= 其他事业单位人员，5= 务农，6= 工人，7= 学生，8= 其他企业人员，9= 其他
家庭年收入（万元）	X6	1=<1，2=1 ～ 3，3=3 ～ 8，4=8 ～ 15，5=>15
参加医疗保险	X7	1= 公费医疗，2= 城镇职工医疗保险，3= 城乡居民基本医疗保险，4= 补充医疗保险，5= 无
是否患有慢性病	X8	1= 是，2= 否
自评健康状况	X9	1= 好，2= 比较好，3= 一般，4= 比较差，5= 差

（三）2022 年"居民中医药健康素养水平测量及影响因素研究"

该项研究在江西省内发放线上 800 份问卷，线下 200 份问卷，总共回收 900 份问卷，问卷的回收率达到 90.00%，剔除缺失值过多、问卷答案存在明显逻辑错误、调查对象年龄低于 15 岁等无效问卷 79 份，剩余 821 份有效问卷。运用 SPSS 软件对所获有效问卷相关变量进行赋值录入，完成描述性分析和统计学分析。变量赋值见表 4-4。

表 4-4　2022 年变量赋值表

特征	变量名	变量赋值
地区	X1	1= 南昌，2= 吉安，3= 赣州
性别	X2	1= 男，2= 女
年龄（岁）	X3	1=15～25，2=26～35，3=36～45，4=46～55，5=56～69
现居地	X4	1= 城市，2= 镇，3= 乡村
文化程度	X5	1= 不识字或识字很少，2= 小学，3= 初中，4= 高中 / 中专 / 职高，5= 大专 / 本科，6= 硕士及以上
婚姻状况	X6	1= 未婚，2= 已婚，并与配偶一同居住，3= 已婚，但因职业等原因与配偶暂时没有生活在一起，4= 离异，5= 丧偶
就业状况	X7	1= 在业，2= 离退休，3= 在校学生，4= 无业，5= 失业
职业	X8	1= 公务员 / 事业单位工作人员，2= 教师，3= 医务工作人员，4= 学生，5= 自由职业者（如作家 / 艺术家 / 摄影师 / 导游等），6= 家庭主妇 / 主夫，7= 农民，8= 工人，9= 其他企业人员，10= 其他
参加保险数量（份）	X9	1= 无，2=1～2，3= ≥ 3
家庭常住人口（人）	X10	1= ≤ 3，2=4～6，3= ≥ 7
家庭月收入（元）	X11	1= ＜ 2000，2=2000～5000，3=5000～8000，4=8000～11000，5= ＞ 11000
有无慢性病	X12	1= 是，2= 否
自评健康状况	X13	1= 好，2= 比较好，3= 一般，4= 比较差，5= 差
宣传方式	X14	1= 有，2= 没有，3= 不知道
宣传场所	X15	1= 有，2= 没有，3= 不知道
提供服务情况	X16	1= 有，2= 没有，3= 不知道
老年人接受中医药健康管理服务情况	X17	1= 有，2= 没有，3= 不知道
接受儿童中医药健康指导情况	X18	1= 有，2= 没有，3= 不知道
谈论频率	X19	1= 总是，2= 经常，3= 有时，4= 很少，5= 从不
家人接受中医药健康服务情况	X20	1= 会，2= 不会，3= 不知道

三、调查数据分析方法

（一）描述性统计

运用制表和分类，图形以及计算概括性数据来描述数据特征的各项活动。描述性统计分析要对调查总体所有变量的有关数据进行统计性描述，主要包括数据的频数分析、集中趋势分析、离散程度分析、分布以及一些基本的统计图形。

本项目组于 2018 年、2020 年、2022 年开展的三项研究中，运用 SPSS 分析软件，选择百分比和频数描述研究调查对象的基本情况，用率 / 构成比 / $\bar{x} \pm s$ 对问卷各维度、各条目的得分进行描述性分析，进而描述分析江西省居民中医药健康素养现状。

（二）皮尔逊（Pearson）相关性分析

Pearson 相关性分析用于度量两个变量 X 和 Y 之间的相关性（线性相关），两个变量需满足正态分布的两定量变量之间的关系。两个变量之间的皮尔逊相关系数定义为两个变量之间的协方差和标准差的商：

$$\rho_{X,Y} = \frac{\text{cov}(X,Y)}{\sigma_X \sigma_Y} = \frac{E\left[(X-\mu_X)(Y-\mu_Y)\right]}{\sigma_X \sigma_Y} \tag{1}$$

若两变量中包含等级变量，或变量不符合正态分布，或变量分布类型未知时，可以采用另一种相关性分析方法——Spearman 等级相关性分析。

（三）Spearman 相关系数法

Spearman 相关系数法，被定义成等级变量之间的皮尔逊相关系数。对于样本容量为 n 的样本，n 个原始数据被转换成等级数据。

$$\rho = 1 - \frac{6\sum d_i^2}{n(n^2-1)} \tag{2}$$

运用 Spearman 相关系数法，需要满足 2 个条件：变量包含等级变量或变量不服从正态分布或分布类型未知；两变量之间存在单调关系。

（四）单因素分析

1. 卡方检验（Chi-squaretest/Chi-Square Goodness-of-Fit Test） 用于统计样本的实际观测值与理论推断值之间的偏离程度。实际观测值与理论推断值之间的偏离程度就决定卡方值的大小，如果卡方值越大，二者偏差程度越大；反之，二者偏差越小；若两个值完全相等时，卡方值就为 0，表明理论值完全符合。适用条件：在分类资料统计推断中的应用，包括两个率或两个构成比比较的卡方检验；多个率或多个构成比比较的卡方检验以及分类资料的相关分析等。

$$X^2 = \Sigma \frac{(A-E)^2}{E} = \sum_{i=1}^{k} \frac{(A_i - Ei)^2}{Ei} = \sum_{i=1}^{k} \frac{(A_i - npi)^2}{npi} \quad (i = 1, 2, 3, \cdots, k) \qquad （3）$$

2. 方差分析（analysis of variance）　方差分析（简称 ANOVA），又称变异数分析，是 R.A.Fisher 发明的，用于两个及两个以上样本均数差别的显著性检验。由于各种因素的影响，研究所得的数据呈现波动状。造成波动的原因可分成两类，一类是不可控的随机因素，另一类是研究中施加的对结果形成影响的可控因素。

3. t 检验（student's t test）　主要用于样本含量较小，总体标准差 σ 未知的正态分布。t 检验是用 t 分布理论来推论差异发生的概率，从而比较两个平均数的差异是否显著，其可分为单总体检验和双总体检验。

（1）单总体 t 检验　是检验一个样本平均数与一个已知的总体平均数的差异是否显著。当总体分布是正态分布，如总体标准差未知且样本容量小于 30，那么样本平均数与总体平均数的离差统计量呈 t 分布。

单总体 t 检验统计量为：

$$t = \frac{\overline{X} - \mu}{\dfrac{\sigma_x}{\sqrt{n}}} \qquad （4）$$

（2）双总体 t 检验　是检验两个样本平均数与其各自所代表的总体的差异是否显著。双总体 t 检验又分为两种情况，一是独立样本 t 检验（各实验处理组之间毫无相关存在，即为独立样本），该检验用于检验两组非相关样本被试所获得的数据的差异性；一是配对样本 t 检验，用于检验匹配而成的两组被试获得的数据或同组被试在不同条件下所获得的数据的差异性，这两种情况组成的样本即为相关样本。

独立样本 t 检验统计量为：

$$t = \frac{\overline{X}_1 - \overline{X}_2}{\sqrt{\dfrac{(n_1 - 1)S_1^2 + (n_2 - 1)S_2^2}{n_1 + n_2 - 2}\left(\dfrac{1}{n_1} + \dfrac{1}{n_2}\right)}} \qquad （5）$$

S_1 和 S_2 为两样本方差；n_1 和 n_2 为两样本容量。

配对样本 t 检验统计量为：

$$t = \frac{\overline{d} - \mu_0}{s_d / \sqrt{n}} \tag{6}$$

其中 $\overline{d} = \frac{\sum_{i=1}^{n} d_i}{n}$ 为配对样本差值之平均数；$S_d = \sqrt{\frac{\sum_{i=1}^{n}(d_i - \overline{d})^2}{n-1}}$，为配对样本差值之标准偏差；$n$ 为配对样本数。

（五）多因素分析

1. 二元 Logistic 回归模型 二元 Logistic 回归模型由多元线性回归不断发展而来，对于因变量取值只有 0 和 1 时，无法满足多元线性回归模型的构建条件，二元 Logistic 回归模型可以优化残差的偏态和异方差等问题。本项目组于 2018 年"江西省居民中医药健康素养与生命质量相关性研究"对中医药健康素养及其三维度的影响因素分析、EQ–5D 五维度健康状况影响因素分析，均采用二元 Logistic 回归模型，分别将是否具备中医药健康素养、EQ–5D 五维度健康状况是否有问题作为因变量，其模型如下：

$$\text{Logistic}(P) = \ln[P/(1-P)] = \alpha + \beta_1 X_1 + \beta_2 X_2 + \beta_3 X_3 + \cdots\cdots + \beta_n \tag{7}$$

可进一步推导为：

$$P = \exp(\alpha + \beta_1 X_1 + \beta_2 X_2 + \cdots\cdots + \beta_n X_n)/1 + \exp(\alpha + \beta_1 X_1 + \beta_2 X_2 + \cdots\cdots + \beta_n X_n) \tag{8}$$

P 表示取值为 1 时的概率；$1-P$ 表示取值为 0 的概率；$P/(1-P)$ 就是 OR 值，表示被测组相对比较组发生的概率之比；α 表示截距；β 表示斜率；X 表示自变量。

2. Tobit 回归模型 对于因变量呈连续分布，但在某一点上受到了限制或被截取的数据，传统的多元线性回归就不再适用，Tobin 于 1958 年首次提出 Tobit 模型（又称为 Tobit 截取回归模型、受限因变量模型），在此类数据的处理中具有较好的应用。由于健康效用值取值区间为 $[-0.149, 1]$，在 -0.149 和 1 两个点具有被截取的特点，因此借助 Stata 软件构建 Tobit 回归模型来研究江西省居民健康相关生命质量的影响因素。

Tobit 回归模型为：$y_i^* = \beta x_i + \varepsilon i$，$i = 1, 2, 3, \cdots\cdots, N$。其中，潜在变量 y_i^* 表示实际观察值；x_i 表示影响江西省居民健康效用值的第 i 个变量；β 代表未知参数，说明变量 i 对健康效用值的影响大小；εi 代表随机干扰项。因为健康效用值上限为 1，故有：

$$y_i = \begin{cases} y_i^*, & \text{如果 } y_i^* < 1 \\ 1, & \text{如果 } y_i^* \geqslant 1 \end{cases} \tag{9}$$

3. 多元线性回归　在回归分析中，如果有两个或两个以上的自变量，就称为多元回归。事实上，一种现象常常是与多个因素相联系的，由多个自变量的最优组合共同来预测或估计因变量，比只用一个自变量进行预测或估计更有效，更符合实际。多元线性回归分析的主要目的是解释和预测。

公式：

$$y = \beta_0 + \beta_1 \chi_1 + \cdots\cdots + \beta_m \chi_m + \varepsilon \tag{10}$$
$$\varepsilon \sim N(0, \sigma^2)$$

第五章

中医药健康素养分析与讨论

第一节 分析结果

一、现状分析

自 2018 年以来，项目组基于探讨中医药健康素养与生命质量相关性、构建居民中医药健康素养评估指标、调查了解江西省居民中医药健康素养现状及其影响因素等目标，不断优化调查问卷，在江西省范围内开展了 3 次较大规模的中医药健康素养问卷调查工作。3 次问卷调查均显示出江西省居民总体中医药健康素养水平较低，具体调查结果如下。

（一）基于 15 县（市、区）的调查

2018 年 7～8 月，国家中医药管理局规划财务司委托江西中医药大学中医药与大健康发展研究院的调研"省域（江西）中医药健康服务统计调查试点研究"，共发放问卷 1500 份，回收问卷 1491 份，问卷回收率为 99.4%，剔除缺失值过多、严重逻辑错误、年龄低于 16 周岁等无效问卷 11 份，剩余有效问卷 1480 份。结果显示，江西省居民整体中医药健康素养具备率为 7.57%，其中知识型中医药健康素养、信念型中医药健康素养、行为型健康素养具备率分别为 14.05%、23.04%、17.91%。

1. 调查对象基本情况

（1）人口学特征　1480 位调查对象中，男性 677 名，女性 803 名。调查对象年龄介于 16～89 周岁，16～44 周岁的有 539 人，占比 36.42%；45～59 周岁的有 548 人，占比 37.03%；60 周岁及以上 393 人，占比 26.55%。文化程度方面，中小学及以下学历 255 人，占比 17.23%；初中学历 484 人，占比 32.70%；高中 / 中专 / 职高学历 442 人，占比 29.86%；本专科及以上学历 299

人，占比 20.20%。婚姻状况方面，大部分调查对象已婚，占比 81.35%；未婚的有 84 人，占比 5.68%；离异 / 丧偶 / 分居的有 192 人，占比 12.97%。体重方面，59.66% 的居民体重正常，7.09% 的居民体重过低，26.15% 的居民超重，7.09% 的居民肥胖。被调查居民慢病患病率为 27.09%。经济方面，大部分被调查居民月收入小于 3000 元，3000 元以上的占比 16.82%。在社会保险方面，62.57% 的被调查居民参加了城乡居民基本医疗保险，31.08% 参加了城镇职工基本医疗保险，6.35% 无社会基本医疗保险。商业保险方面，87.36% 的被调查居民未参加商业保险，有商业保险的居民占 12.64%。详见表 5-1。

表 5-1　调查对象人口学特征

特征	人数（人）	百分比（%）
性别		
男	677	45.74
女	803	54.26
年龄		
16 ～ 44 周岁	539	36.42
45 ～ 59 周岁	548	37.03
≥ 60 周岁	393	26.55
文化程度		
小学及以下	255	17.23
初中	484	32.70
高中 / 中专 / 职高	442	29.86
本专科及以上	299	20.20
婚姻状况		
未婚	84	5.68
已婚	1204	81.35
离异 / 丧偶 / 分居	192	12.97
职业类型		
机关企事业单位	381	25.7
农民	245	16.6
无业	349	23.6
其他	505	34.1
体重指数		
体重过低	105	7.09
正常体重	883	59.66
超重	387	26.15
肥胖	105	7.09
慢病患病情况		
有慢病	401	27.09

续表

特征	人数（人）	百分比（%）
无慢病	1079	72.91
人均月收入		
～1000	408	27.57
～2000	428	28.92
～3000	395	26.69
3001～	249	16.82
社会保险类型		
无社会保险	94	6.35
城乡居民	926	62.57
城镇职工	460	31.08
商业保险情况		
无商保	1293	87.36
有商保	187	12.64

（2）家庭环境特征　33.99%的被调查居民是农业户口，非农业户口占比66.01%。家庭规模为3～4人的最多，占比48.18%；其次为5～6人规模，占比27.09%；1～2人规模和7人及以上规模分别占比18.18%和6.55%。家庭氛围方面，大部分被调查居民认为自己的家庭氛围和睦，认为家庭氛围一般、不和睦的分别占比7.64%、0.54%。居住环境方面，被调查居民对居住环境非常满意、比较满意、一般、不满意的分别占比36.55%、37.09%、21.96%、4.39%，详见表5-2。

表5-2　调查对象家庭环境特征

特征	人数（人）	百分比（%）
户口性质		
农业	503	33.99
非农业	977	66.01
家庭人口数		
1～2人	269	18.18
3～4人	713	48.18
5～6人	401	27.09
7人及以上	97	6.55
家庭氛围		
非常和睦	1047	70.74
比较和睦	312	21.08
一般	113	7.64
不和睦	8	0.54

续表

特征	人数（人）	百分比（%）
居住环境		
非常满意	541	36.55
比较满意	549	37.09
一般	325	21.96
不满意	65	4.39

2. 调查对象中医药健康素养总分及各维度得分情况

（1）知识型中医药健康素养得分情况　知识型中医药健康素养（以下简称知识型素养）维度共有 18 个条目，满分为 72 分。从具体条目来看，居民对于"煎煮中药器具""佐料也可用作中药""健康的心理""不良反应处理""过期食品处理"认知较高，知晓率超过了 80%；对于"中药煎法""足三里穴位""传统健身术""益气补虚药"认知较差，知晓率不足 50%，详见表 5-3。

表 5-3　知识型中医药健康素养知晓率

条目	答对人数（人）	知晓率（%）
养生指导思想	941	63.58
挂艾蒿菖蒲作用	1068	72.16
中医诊断疾病方法	827	55.88
佐料也可用作中药	1312	88.65
足三里穴位	543	36.69
中药的概念	752	50.81
传统健身术	714	48.24
益气补虚药	617	41.69
吃饭几分饱为宜	1106	74.73
神经衰弱药枕	892	60.27
中药煎法	67	4.53
煎煮中药器具	1365	92.23
健康的概念	839	56.69
健康的心理	1199	81.01
不良反应处理	1327	89.66
需要关注健康的人群	913	61.69
过期食品处理	1233	83.31
判断医院是否合法方法	1033	69.80

（2）信念型中医药健康素养得分情况　信念型中医药健康素养（以下简称信念型素养）维度共 6 个条目，满分 24 分。居民对中医的信任情况得分最高，为（3.18±0.85）分，将中医药知识用于生活的意愿得分最低，为

（2.02±1.01）分，详见表5-4。

表5-4　信念型中医药健康素养各条目得分情况

条目	最小值	最大值	$\bar{x} \pm s$
对中医的信任情况	0	4	3.18 ± 0.85
生病首选中医意愿情况	0	4	2.35 ± 1.26
体验中医养生保健服务意愿情况	0	4	2.81 ± 1.42
将中医药知识用于生活意愿情况	0	4	2.02 ± 1.01
中医药知识对自身健康帮助情况	0	4	2.30 ± 0.95
介绍中医药知识意愿情况	0	4	3.10 ± 1.21

（3）行为型健康素养得分情况　行为型健康素养（以下简称行为型素养）维度共6个条目，满分24分。居民饮酒状况得分最高，为（2.93±1.44）分，接受中医养生保健服务得分最差，为（1.34±1.18）分，详见表5-5。

表5-5　行为型健康素养各条目得分情况

条目	最小值	最大值	$\bar{x} \pm s$
吸烟状况	0	4	2.84 ± 1.62
饮酒状况	0	4	2.93 ± 1.44
锻炼状况	0	4	2.20 ± 1.28
接受中医养生保健服务情况	0	4	1.34 ± 1.18
获取中医药知识情况	0	4	1.58 ± 1.21
介绍中医药知识情况	0	4	1.81 ± 1.09

（4）中医药健康素养具备情况　界定得分大于等于中医药健康素养得分的80%为具备素养，其余为不具备素养。江西省居民整体中医药健康素养具备率为7.57%，其中知识型素养、信念型素养、行为型素养具备率分别为14.05%、23.04%、17.91%。居民信念型素养具备率最高，其次为行为型素养，知识型素养具备率最低，详见表5-6。

表5-6　中医药健康素养具备情况

中医药健康素养	具备		不具备	
	具备人数	具备率（%）	不具备人数	不具备率（%）
知识型中医药健康素养	208	14.05	1272	85.95
信念型中医药健康素养	341	23.04	1139	76.96
行为型健康素养	265	17.91	1215	82.09
整体中医药健康素养	112	7.57	1368	92.43

3. 调查对象健康相关生命质量情况

（1）EQ-5D 五维度健康状况　在行动能力方面，92.63% 的被调查居民没有任何困难，7.36% 的被调查居民有些问题，无一人有极度困难；自我照顾方面，94.66% 的被调查居民没有困难，5.07% 的被调查居民有些困难，0.27% 的被调查居民有极度困难；日常活动方面，91.01% 的被调查居民日常活动没有困难，8.38% 的被调查居民有些困难，0.61% 的被调查居民有极度困难；疼痛/不适方面，68.91% 的被调查居民没有困难，29.25% 的被调查居民有些问题，1.82% 的被调查居民有极度困难；在焦虑/抑郁方面，84.39% 的被调查居民没有困难，14.05% 的被调查居民有些问题，1.55% 的被调查居民有极度困难。江西省居民生命质量五维度无任何问题比例从高到低依次为自我照顾能力、行动能力、日常活动能力、焦虑/抑郁方面、疼痛/不适方面。

表 5-7　EQ-5D 五维度问题严重程度分布情况 N（%）

维度	无任何问题	有些问题	有重度问题
行动能力	1371（92.64）	109（7.36）	0
自我照顾	1401（94.66）	75（5.07）	4（0.27）
日常活动	1347（91.01）	124（8.38）	9（0.61）
疼痛/不适	1020（68.92）	433（29.26）	27（1.82）
焦虑/抑郁	1249（84.39）	208（14.05）	23（1.55）

（2）被调查居民的自评健康状况　研究结果显示，879 人自评健康得分为 90～100 分，占比 59.39%；311 人自评健康得分为 80～89 分，占比 21.01%；117 人自评健康得分为 70～79 分，占比 7.91%；自评健康状况 60～69 分和 <60 分的分别为 90 和 83 人。被调查居民自测健康状况平均得分（85.44±20.10）分，最小值为 0 分，最高值为 100 分，中位数为 90 分。

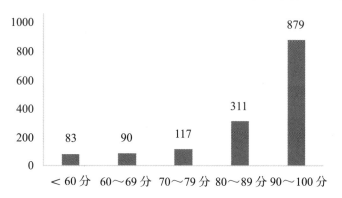

图 5-1　被调查对象自评健康状况分布情况

从户口性质来看，农业人口自评健康得分高于非农业人口。从家庭人口数方面，3～4人家庭自评健康得分最高，为（87.04±19.03）分；7人及以上家庭自评健康得分最低，为（81.58±25.60）分。女性自评健康得分高于男性。随年龄增长，被调查居民自评健康得分逐渐降低，16～44周岁居民自评健康得分最高，为（89.38±15.48）分；≥60周岁居民自评健康得分最低，为（82.76±17.90）分。随学历升高，被调查居民自评健康得分逐渐升高，小学及以下居民自评健康得分最低，为（79.43±26.10）分；本专科及以上居民自评健康得分最高，为（88.81±12.50）分。

表5-8 被调查居民自评健康状况得分

特征变量	最小值	最大值	中位数	自评平均分
户口性质				
农业	0	100	95	86.76±20.12
非农业	0	100	90	84.76±20.07
家庭人口数				
1～2人	0	100	90	82.42±21.41
3～4人	0	100	90	87.04±19.03
5～6人	0	100	90	85.55±19.25
7人及以上	0	100	90	81.58±25.60
性别				
男	0	100	90	84.68±20.71
女	0	100	90	86.10±19.58
年龄				
16～44周岁	0	100	95	89.38±15.48
45～59周岁	0	100	90	84.54±22.20
≥60周岁	0	100	80	82.76±17.90
文化程度				
小学及以下	0	100	85	79.43±26.10
初中	0	100	90	83.96±22.73
高中/中专/职高	0	100	90	88.25±15.89
本专科及以上	0	100	90	88.81±12.50
职业类型				
农民	0	100	90	86.53±17.38
无业	0	100	97	84.70±23.94
机关、企事业单位	0	100	95	88.22±16.51
其他职业	0	100	85	80.78±20.11
人均月收入				
～1000	0	100	90	79.76±26.98
～2000	0	100	90	87.73±16.34

特征变量	最小值	最大值	中位数	自评平均分
～ 3000	0	100	90	87.35 ± 17.63
3001 ～	0	100	90	87.79 ± 13.72
社会保险				
无社保	30	100	90	86.10 ± 16.61
城乡居民	0	100	90	85.52 ± 21.50
城镇职工	0	100	90	85.14 ± 17.73
慢病患病情况				
有慢病	0	100	80	77.46 ± 24.78
无慢病	0	100	95	88.41 ± 17.15
商业保险情况				
无商保	0	100	90	84.81 ± 20.76
有商保	0	100	95	89.82 ± 14.07
家庭氛围				
非常和睦	0	100	95	87.79 ± 18.05
比较和睦	0	100	85	80.34 ± 23.16
一般	0	100	80	78.14 ± 24.72
不和睦	60	100	80	80.00 ± 14.14
居住环境				
非常满意	0	100	100	90.07 ± 16.53
比较满意	0	100	90	85.30 ± 17.96
一般	0	100	90	81.15 ± 23.38
不满意	0	100	75	69.53 ± 31.17

从职业类型来看，机关、企事业单位居民自评健康得分最高，为（88.22±16.51）分；无业居民自评健康得分最低，为（84.70±23.94）分。从人均月收入来看，人均月收入 ≤ 1000 元的居民自评健康得分远低于月收入 >1000 元的居民。从参加的社会保险类型来看，无社保居民自评健康得分最高，为（86.10±16.61）分；城乡居民和城镇职工居民的自评健康得分稍低，分别为（85.52±21.50）分和（85.14±17.73）分。从慢病患病情况来看，无慢病居民的自评健康得分为（88.41±17.15）分，远高于慢病患者自评的（77.46±24.78）分。参与商业保险方面，有商业保险居民的自评健康得分高于无商业保险的居民。从家庭氛围来看，家庭氛围和睦的居民自评健康得分最高，为（87.79±18.05）分；家庭氛围一般及不和睦的居民自评健康得分较低。居住环境越好，居民自评健康得分越高，对居住环境非常满意的居民自评健康得分最高，为（90.07±16.53）分；对居住环境不满意的居民自评健康得分最低，为（69.53±31.17）分。

（二）基于 8 市的调查

2020 年，项目组自主研制问卷，针对江西省南昌市、九江市、上饶市、宜春市、吉安市、赣州市、景德镇市、萍乡市 15～69 岁常住居民进行了问卷调查。本次问卷调查内容包括：①居民基本情况：性别、年龄、民族、婚姻状况、文化程度、职业、家庭年收入、户籍、参加医疗保险情况、是否患慢性病、自评健康状况等。②居民中医药健康素养：知识、态度、行为三个维度 38 个条目，其中知识维度 25 个条目，分值范围为 0～50 分；态度维度 6 个条目，分值范围为 6～30 分；行为维度 7 个条目，分值范围为 7～35 分。得分越高，表明居民所掌握的中医药健康知识越丰富、具有更积极的中医药健康态度、中医药健康行为实践得越好。此次问卷调查结果如下。

1. 调查对象基本情况　回收 400 份问卷，有效问卷 380 份，有效回收率为 95.0%。其中男性 182 人（47.89%），女性 198 人（52.11%）；年龄在 15～24 周岁的 54 人（14.21%），25～34 周岁的 90 人（23.68%），35～44 周岁的 77 人（20.26%），45～54 周岁的 69 人（18.16%），55～64 周岁的 56 人（14.74%），65～69 周岁的 34 人（8.95%）；不识字或识字很少 36 人（9.47%），初小 73 人（19.22%），高中/职高/中专 99 人（26.05%），大专/本科及以上 172 人（45.26%）。其他一般资料情况详见表 5-9。

表 5-9　调查对象人口学特征

特征	项目	人数	百分比（%）
性别	男	182	47.89
	女	198	52.11
年龄（岁）	15～	54	14.21
	25～	90	23.68
	35～	77	20.26
	45～	69	18.16
	55～	56	14.74
	65～69	34	8.95
民族	汉族	346	91.05
	其他	34	8.95
婚姻状况	未婚	111	29.21
	在婚	211	55.53
	分居	13	3.42
	离异	24	6.31
	丧偶	21	5.53

续表

特征	项目	人数	百分比（%）
文化程度	不识字或识字很少	36	9.47
	初小	73	19.22
	高中/职高/中专	99	26.05
	大专/本科及以上	172	45.26
职业	公务员	10	2.63
	教师	14	3.68
	医务人员	12	3.16
	其他事业单位人员	16	4.21
	务农	122	32.11
	工人	31	8.16
	学生	51	13.42
	其他企业人员	76	20.00
	其他	48	12.63
家庭年收入（万元）	<1	71	18.69
	1～3	67	17.63
	3～8	150	39.47
	8～15	69	18.16
	>15	23	6.05
是否本地户籍	是	360	94.74
	否	20	5.26
参加医疗保险	公费医疗	38	10.00
	城镇职工医疗保险	133	35.00
	城乡居民基本医疗保险	184	48.42
	补充医疗保险	3	0.79
	无	22	5.79
是否患有慢性病	是	41	10.79
	否	339	89.21
自评健康状况	好	52	13.68
	比较好	133	35.00
	一般	170	44.74
	比较差	19	5.00
	差	6	1.58

2. 调查对象中医药健康素养总分及各维度得分情况

（1）中医药健康素养总分及知识、态度、行为得分情况 居民中医药健康素养问卷的总分在13～115分，中医药健康素养知识维度、中医药健康素养态度维度、中医药健康素养行为维度的得分分别在0～50分、6～30分、7～35分范围内。中医药健康素养三个维度的得分及总分与居民中医药健素养水平呈正相关关系，即得分越高，素养水平越高。

研究结果显示，居民中医药健康素养总分平均为（81.76±13.03）分，其中知识维度平均得分为（34.94±9.26）分；态度维度平均得分为（25.17±3.56）分；行为维度平均得分为（21.64±3.31）分。依据百分制对标准分的换算方法，对中医药健康素养总分、各个维度的标准分进行计算，计算公式为：标准分 = 平均分 / 总分 ×100%，根据不同的分数区间划分为良、中、差三个等级，即标准分在 60 分以下、60 ～ 85 分、85 分以上分别表示差、中等、良。居民中医药健康素养总平均得分的标准分为（71.10±12.00）分，介于 60 ～ 85，处于中等水平。其中知识维度平均得分的标准分为（69.89±15.35）分，介于60 ～ 85，处于中等水平；态度维度平均得分的标准分为（83.90±15.91）分，介于 60 ～ 85，处于中等水平；行为维度平均得分的标准分为（59.84±14.93）分，小于 60 分，处于较差水平。详见表 5–10。

表 5–10　居民中医药健康素养知识、态度、行为维度的得分及总分情况（ n=380 ）

项目	得分范围	得分（$\bar{x}\pm s$）	标准分（$\bar{x}\pm s$）
知识	0 ～ 50	34.94 ± 9.26	69.89 ± 15.35
态度	6 ～ 30	25.17 ± 3.56	83.90 ± 15.91
行为	7 ～ 35	21.64 ± 3.31	59.84 ± 14.93
总分	13 ～ 115	81.76 ± 13.03	71.10 ± 12.00

（2）二级条目的得分情况　对问卷的 38 个条目做描述性统计，结果显示：中医药健康素养知识维度得分最低的条目是 A13，最高的条目是 A10；中医药健康素养态度维度得分最低的条目是 B06，最高的条目是 B01；中医药健康素养行为维度得分最低的条目是 C04，最高的条目是 C06。详见表5–11 和表 5–12。

表 5–11　居民中医药健康素养问卷中各个条目得分情况（ n=380 ）

知识条目	范围	得分	态度条目	范围	得分	行为条目	范围	得分
A01	0 ～ 2	1.37 ± 0.77	B01**	1 ～ 5	4.61 ± 0.56	C01	1 ～ 5	3.31 ± 1.15
A02	0 ～ 2	1.48 ± 0.76	B02	1 ～ 5	3.98 ± 0.90	C02	1 ～ 5	3.26 ± 1.00
A03	0 ～ 2	1.39 ± 0.78	B03	1 ～ 5	4.45 ± 0.68	C03	1 ～ 5	2.87 ± 1.14
A04	0 ～ 2	1.42 ± 0.78	B04	1 ～ 5	4.17 ± 0.86	C04**	1 ～ 5	1.78 ± 0.82
A05	0 ～ 2	1.74 ± 0.58	B05	1 ～ 5	4.06 ± 0.91	C05	1 ～ 5	3.67 ± 1.32
A06	0 ～ 2	1.37 ± 0.76	B06*	1 ～ 5	3.90 ± 1.15	C06*	1 ～ 5	3.87 ± 0.99
A07	0 ～ 2	1.97 ± 0.78				C07	1 ～ 5	2.89 ± 0.78
A08	0 ～ 2	1.43 ± 0.76						

续表

知识条目	范围	得分	态度条目	范围	得分	行为条目	范围	得分
A09	0～2	1.70 ± 0.52						
A10*	0～2	1.76 ± 0.49						
A11	0～2	1.64 ± 0.62						
A12	0～2	1.21 ± 0.80						
A13**	0～2	1.01 ± 0.82						
A14	0～2	1.47 ± 0.76						
A15	0～2	1.43 ± 0.75						
A16	0～2	1.48 ± 0.76						
A17	0～2	1.54 ± 0.71						
A18	0～2	1.25 ± 0.76						
A19	0～2	1.48 ± 0.74						
A20	0～2	1.22 ± 0.79						
A21	0～2	1.46 ± 0.75						
A22	0～2	1.06 ± 0.78						
A23	0～2	1.32 ± 0.79						
A24	0～2	1.38 ± 0.80						
A25	0～2	1.33 ± 0.81						

表 5-12　居民中医药健康素养问卷各个维度得分的描述性统计

维度	得分	条目
知识	最高	A10.您知道运动对健康的好处包括保持合适的体重、预防慢性病、减轻心理压力、改善睡眠吗？
	最低	A13.您知道太极拳、八段锦、五禽戏、易筋经等是中医倡导的运动养生功法吗？
态度	最高	B01.您愿意相信中医药吗？
	最低	B06.您愿意向家人或其他人推荐或介绍中医药相关知识吗？
行为	最高	C06.过去一个月，您的体育锻炼状况？
	最低	C04.您有选择适宜的中医传统养生功法（如八段锦、太极剑、五禽戏、易筋经等传统养生功法）并坚持练习的行为吗？

（三）基于 3 市的调查

2022 年 12 月，项目组在原有问卷基础上进一步改进研制了《居民中医药健康素养调查问卷》，并使用此问卷针对江西省南昌市（赣北）、吉安市（赣中）、赣州市（赣南）15 ～ 69 岁常住居民开展了问卷调查，该问卷主要内容包括：①居民基本情况：所在地区、性别、年龄、现居地、文化程度、婚姻状况、就业状

况、从事职业、参加保险数量、家庭常住人口、家庭月收入、有无慢性病、自评
健康状况、宣传方式、宣传场所、提供服务情况、老年人接受中医药健康管理
服务情况、接受儿童中医药健康指导情况、谈论频率、家人接受中医药健康服
务情况。②居民中医药健康素养：知识、态度、行为三个维度25个条目，其中
知识维度有8个条目，分值范围在0～32.0分之间；态度维度有5个条目，分值
范围在0～33.5分之间；行为维度有12个条目，分值范围在0～34.5分之间。
调查问卷的得分越高，说明居民了解和掌握的中医药健康相关知识越丰富、具有
积极的中医药健康态度、中医药健康行为越多。此次调查线上发放问卷800份，
线下200份，总共回收900份问卷，获有效问卷821份。调查结果如下：

1. 调查对象基本情况

（1）人口学特征　统计结果表明，821位调查对象中，南昌地区360人，
吉安地区254人，赣州地区207人。调查对象主要以女性为主，男性占比
38%，女性占比62%。调查对象年龄介于15～69岁，主要集中在26～35岁
（33.60%）。调查对象主要居住在城市，共491人（59.80%），其次是乡村184
人（22.40%）。调查对象文化程度多为大专/本科（45.70%），婚姻状况主要
为未婚（45.80%）、已婚并与配偶一同居住（40.20%），就业状况主要为在业
（60.80%），职业主要为学生（24.00%）和其他企业人员（16.30%）。调查居
民中参加1～2份保险居多（86.20%）。大多数被调查对象的家庭常住人口为
4～6人（54.20%），家庭月收入为5000～8000元（34.60%），无慢性病的人
数占比较多（90.40%），323人（39.30%）认为自己健康状况比较好，283人
（34.50%）认为自己健康状况一般。详见表5-13。

表 5-13　调查对象人口学特征

项目		人数（人）	百分比（%）	项目		人数（人）	百分比（%）
地区	南昌	360	43.80	职业	公务员/事业单位工作人员	91	11.10
	吉安	254	30.90		教师	98	11.90
	赣州	207	25.20		医务工作人员	84	10.20
性别	男	312	38.00		学生	197	24.00
	女	509	62.00		自由职业者（如作家/艺术家/摄影师/导游等）	62	7.60
年龄	15～25	201	24.50		家庭主妇/主夫	28	3.40
	26～35	276	33.60		农民	21	2.60
	36～45	184	22.40		工人	40	4.90

续表

项目		人数（人）	百分比（%）	项目		人数（人）	百分比（%）
年龄	46～55	108	13.20	职业	其他企业人员	134	16.30
	56～69	52	6.30		其他	66	8.00
现居地	城市	491	59.80	参加保险数量	无	54	6.60
	镇	146	17.80		1～2 份	708	86.20
	乡村	184	22.40		3 份及以上	59	7.20
文化程度	不识字或识字很少	9	1.10	家庭常住人口	3 人及以下	320	39.00
	小学	11	1.30		4～6 人	445	54.20
	初中	93	11.30		7 人及以上	56	6.80
	高中/中专/职高	118	14.40	家庭月收入	2000 元以下	11	1.30
	大专/本科	375	45.70		2000～5000 元	187	22.80
	硕士及以上	215	26.20		5000～8000 元	284	34.60
婚姻状况	未婚	376	45.80		8000～11000 元	163	19.90
	已婚，并与配偶一同居住	330	40.20		11000 以上	176	21.40
	已婚，但因职业等原因与配偶暂时没有生活在一起	94	11.40	有无慢性病	是	79	9.60
	离异	12	1.50		否	742	90.40
	丧偶	9	1.10	自评健康状况	好	169	20.60
就业状况	在业	499	60.80		比较好	323	39.30
	离退休	48	5.80		一般	283	34.50
	在校学生	205	25.00		比较差	36	4.40
	无业	57	6.90		差	10	1.20
	失业	12	1.50				

（2）社会环境特征　调查结果显示，调查对象所在的街道/社区（乡镇/村）/学校/工作单位大多数（80.30%）有中医药宣传，以发放图书、报纸、杂志、手册等中医药宣传材料为主（45.19%）；334 人（40.70%）所在的街道/社区（乡镇/村）/学校/工作单位有专门宣传中医药健康知识的场所，333 人（40.60%）所在的街道/社区（乡镇/村）/学校/工作单位没有专门宣传中医药健康知识的场所；大多数调查对象（56.00%）所在的街道/社区（乡镇/村）/学校/工作单位的社区卫生服务中心会提供中医药服务；327 人（39.80%）身边 65 岁以上居民没有接受过每年一次的中医药健康管理服务；382 人（46.50%）身边 0～3 岁儿童的家长没有接受过儿童中医药健康指导。

详见表5-14、表5-15。

表5-14 调查对象社会环境特征

项目		人数（人）	百分比（%）
宣传方式	有	659	80.30
	没有	105	12.80
	不知道	57	6.90
宣传场所	有	334	40.68
	没有	333	40.56
	不知道	154	18.76
提供中医药服务	有	460	56.00
	没有	154	18.80
	不知道	207	25.20
老年人中医药服务	有	282	34.30
	没有	327	39.80
	不知道	212	25.80
儿童中医药服务	有	224	27.30
	没有	382	46.50
	不知道	215	26.20

表5-15 调查对象所在的街道/社区（乡镇/村）/学校/工作单位宣传中医药健康知识的方式

方式（多选）	有		无	
	人数（人）	百分比（%）	人数（人）	百分比（%）
发放图书、报纸、杂志、手册等中医药宣传材料	371	45.19	450	54.81
设置宣传栏（宣传墙）、宣传标语、横幅	296	36.05	525	63.95
投放电子宣传屏（宣传广告）	190	23.14	631	76.86
运用网站、微博、微信、短视频等新媒体	278	33.86	543	66.14
举办校园/社区中医药文化主题活动（如科普讲座、中医药展览展示、中医药健康文化知识竞赛、中医药制作体验等）	230	28.01	591	71.99
开展中医义诊咨询	183	22.29	638	77.71
中医药适宜技术体验（如艾灸、拔罐、针灸、推拿等）	167	20.34	654	79.66
其他	49	5.97	772	94.03

（3）家庭环境特征 大部分调查对象的家人（36.40%）很少会在日常生活中谈论中医药健康相关话题，236人（28.70%）的家人有时会在日常生活中谈论中医药健康相关话题，78人（9.50%）的家人不会在日常生活中谈论中

医药健康相关话题；有597人（72.70%）的家人会接受中医药的诊疗、康复、养生保健服务，135（16.40%）的家人不会接受中医药的诊疗、康复、养生保健服务。详见表5-16。

表 5-16　调查对象家庭环境特征

项目		人数（人）	百分比（%）
谈论频率	总是	68	8.30
	经常	140	17.10
	有时	236	28.70
	很少	299	36.40
	从不	78	9.50
接受服务	会	597	72.70
	不会	135	16.40
	不知道	89	10.80

2. 调查对象中医药健康素养总分及各维度得分情况

（1）中医药健康素养问卷总得分情况　本研究中居民中医药健康素养调查问卷的得分范围在0～100分，中医药健康素养知识维度得分范围是0～32.00分、中医药健康素态度维度得分范围是0～33.50分、中医药健康素养行为维度得分范围是0～34.50分；提示居民中医药健康素养调查问卷的得分越高，中医药健康素养水平就越高。本次调查结果显示，江西省居民中医药健康素养总分为（59.32±16.57）分，其中知识维度得分为（15.61±7.72）分；态度维度得分为（26.42±6.70）分；行为维度得分为（17.30±7.70）分。

为对居民中医药健康素养总体水平及各维度得分情况进行比较，将中医药健康素养总分、各维度的得分进行标准分计算，计算公式为：标准分＝平均分/总分×100%。根据标准分可以看出三个维度中态度维度得分最高，为（78.85±20.01）分，知识维度得分最低，为（48.77±24.12）分。详见表5-17。

表 5-17　居民中医药健康素养总分及三个维度得分情况（$n=821$）

项目	范围	得分（$\bar{x}\pm s$）	标准分（$\bar{x}\pm s$）
总分	0～100.00	59.32±16.57	59.32±16.57
知识	0～32.00	15.61±7.72	48.77±24.12
态度	0～33.50	26.42±6.70	78.85±20.01
行为	0～34.50	17.30±7.70	50.13±22.30

（2）中医药健康素养问卷各维度得分情况 对问卷22个条目的得分结果进行统计，结果如下。

①知识维度得分情况：知识维度共有8个条目（B01～B08），满分为32.00分。从具体条目来看，标准分得分最高和最低的分别是B05和B06。居民对于"B03.中医基本保健理论"的了解掌握程度人数最多，正确率有41.80%；其次是"B05.养生和疾病防治特色方法"，正确率为34.00%。对于"B07.中药的基本知识"了解和掌握人数最少，正确率仅为16.70%。详见表5-18。

表5-18 知识维度得分情况及正确率

条目	范围	得分（$\bar{x}\pm s$）	标准分（$\bar{x}\pm s$）	正确人数	正确率（%）
B01	0～5.20	3.01±1.83	57.79±35.16	264	32.20
B02	0～5.29	3.17±1.73	59.90±32.74	251	30.60
B03	0～2.95	1.85±1.09	62.58±36.99	343	41.80
B04	0～2.90	1.75±1.42	60.28±48.96	195	23.80
B05	0～2.90	1.84±0.96	63.46±33.22	279	34.00
B06	0～2.66	0.64±1.14	24.24±42.88	199	24.20
B07	0～5.10	1.81±1.89	35.49±37.02	137	16.70
B08	0～5.01	1.54±2.31	30.82±46.20	253	30.80

②态度维度得分情况：态度维度共有4个条目（B09～B12），满分为33.50分。从具体条目来看，B09条目"您认为学习中医药相关知识对自身健康有帮助吗？"得分最高，标准分为（79.84±21.60）分。B12"您愿意向其他人介绍或推荐中医药健康知识吗？"得分最低，标准分为（77.55±24.12）分。调查对象中有335人（40.80%）认为学习中医药相关知识对自身健康非常有帮助，333人（40.60%）非常愿意选择中医药治疗疾病，357人（43.50%）非常愿意体验中医养生保健服务，346人（42.10%）非常愿意向其他人介绍或推荐中医药健康知识，详见表5-19。

表5-19 态度维度得分情况

条目	选项	人数（人）	占比（%）	范围	得分（$\bar{x}\pm s$）	标准分（$\bar{x}\pm s$）
	非常有帮助	335	40.80			
	比较有帮助	356	43.40			
B09	一般	104	12.70	0～11.63	9.29±2.51	79.84±21.60
	不太有帮助	6	0.70			
	完全没帮助	20	2.40			

条目	选项	人数（人）	占比（%）	范围	得分（$\bar{x} \pm s$）	标准分（$\bar{x} \pm s$）
	非常愿意	333	40.60			
	比较愿意	333	40.60			
B10	一般	113	13.80	0 ～ 5.64	4.43 ± 1.31	78.51 ± 23.14
	不太愿意	21	2.60			
	不愿意	21	2.60			
	非常愿意	357	43.50			
	比较愿意	317	38.60			
B11	一般	107	13.00	0 ～ 5.64	4.49 ± 1.29	79.61 ± 22.95
	不太愿意	21	2.60			
	不愿意	19	2.30			
	非常愿意	346	42.10			
	比较愿意	279	34.00			
B12	一般	146	17.80	0 ～ 10.59	8.21 ± 2.55	77.55 ± 24.12
	不太愿意	34	4.10			
	不愿意	16	1.90			

③行为维度得分情况：态度维度共有10个条目（C01～C10），满分为34.50分。从具体条目来看，C07条目"您睡午觉的情况是："得分最高，标准分为（68.24±26.73）分。C09条目"您会练习中医传统养生功法吗（如八段锦、太极、气功、易筋经、五禽戏等）？"得分最低，标准分为（33.59±32.85）分。详见表5-20。

表5-20　行为维度得分情况

条目	选项	人数（人）	占比（%）	得分范围	得分（$\bar{x} \pm s$）	标准分（$\bar{x} \pm s$）
	总是	173	21.10			
	经常	164	20.00			
C1	有时	287	35.00	0 ～ 6.01	3.51 ± 1.72	58.34 ± 28.67
	很少	158	19.20			
	从不	39	4.80			
	总是	76	9.30			
	经常	93	11.30			
C2	有时	165	20.10	0 ～ 5.62	2.09 ± 1.70	37.24 ± 30.26
	很少	310	37.80			
	从不	177	21.60			
	总是	92	11.20			
	经常	121	14.70			
C3	有时	359	43.70	0 ～ 1.98	1.00 ± 0.51	50.20 ± 25.97
	很少	200	24.40			
	从不	49	6.00			

续表

条目	选项	人数（人）	占比（%）	得分范围	得分（$\bar{x} \pm s$）	标准分（$\bar{x} \pm s$）
	总是	54	6.60			
	经常	101	12.30			
C4	有时	196	23.90	0 ~ 1.76	0.68 ± 0.48	38.45 ± 27.13
	很少	352	42.90			
	从不	118	14.40			
	总是	173	21.10			
	经常	223	27.20			
C5	有时	179	21.80	0 ~ 1.67	0.97 ± 0.51	58.33 ± 30.50
	很少	196	23.90			
	从不	50	6.10			
	完全能	85	10.40			
	经常能	280	34.10			
C6	部分能	313	38.10	0 ~ 1.64	0.95 ± 0.41	57.89 ± 25.07
	偶尔能	95	11.60			
	不能	48	5.80			
	总是	216	26.30			
	经常	309	37.60			
C7	有时	184	22.40	0 ~ 1.64	1.12 ± 0.44	68.24 ± 26.73
	很少	82	10.00			
	从不	30	3.70			
	总是	83	10.10			
	经常	175	21.30			
C8	有时	225	27.40	0 ~ 1.70	0.81 ± 0.49	47.42 ± 28.96
	很少	250	30.50			
	从不	88	10.70			
	总是	69	8.40			
	经常	107	13.00			
C9	有时	162	19.70	0 ~ 1.81	0.61 ± 0.60	33.59 ± 32.85
	很少	182	22.20			
	从不	301	36.70			
	有机会就推荐	174	21.20			
	经常	108	13.20			
C10	有时	255	31.10	0 ~ 10.66	5.56 ± 3.46	52.19 ± 32.45
	很少	184	22.40			
	从不	100	12.20			

二、影响因素分析

（一）基于 15 县（市、区）的调查

1. 中医药健康素养具备情况的单因素分析　2018 年 7～8 月，"省域（江西）中医药健康服务统计调查试点研究"，将知识型素养、信念型素养、行为型素养、整体中医药健康素养作为因变量，以被调查居民的户口性质、家庭人口数、性别、年龄、文化程度、婚姻状况、职业类型、体质指数、慢病患病情况、人均月收入、参加社会医疗保险情况、参加商业保险情况、家庭氛围、居住环境为自变量，通过卡方检验进行知识型素养、信念型素养、行为型素养、整体中医药健康素养具备差异的单因素分析，得到的结论如下。

整体来看，户口性质、家庭人口数、性别、年龄、文化程度、职业类型、体质指数、是否患有慢病、人均月收入、社会医疗保险类型、商业保险情况、家庭氛围、居住环境对整体中医药健康素养有显著影响（$P < 0.05$）；从三维度素养看，不同户口性质、家庭人口数、性别、年龄、文化程度、职业类型、慢病患病情况、人均月收入、社会医疗保险、商业保险情况知识型素养有显著差异（$P < 0.05$）；不同年龄、职业类型、商业保险情况、家庭氛围、居住环境信念型素养有显著差异（$P < 0.05$）；不同户口性质、家庭人口数、性别、文化程度、职业类型、商业保险情况、家庭氛围、居住环境行为型素养有显著差异（$P < 0.05$）。详见表 5-21。

表 5-21　中医药健康素养具备情况单因素分析 N（%）

因素	整体	知识	信念	行为
户口性质				
农业	18（3.578）	29（5.765）	125（24.85）	71（14.11）
非农业	94（9.621）	179（18.32）	216（22.10）	194（19.85）
统计量	17.334	43.339	1.408	7.446
P	0.000***	0.000***	0.235	0.006**
家庭人口数				
1～2 人	20（7.434）	42（15.61）	57（21.18）	53（19.70）
3～4 人	74（10.37）	127（17.81）	160（22.44）	145（20.33）
5～6 人	16（3.990）	32（7.98）	99（24.68）	58（14.46）
7 人及以上	2（2.061）	7（7.216）	25（25.77）	9（9.278）
统计量	19.603	24.880	1.687	11.601
P	0.000***	0.000***	0.640	0.009**
性别				

续表

因素	整体	知识	信念	行为
男	27（3.988）	73（10.78）	165（24.37）	70（10.33）
女	85（10.58）	135（16.81）	176（21.91）	195（24.28）
统计量	22.854	11.054	1.248	48.588
P	0.001**	0.264	0.000***	0.000***
年龄				
16～44周岁	56（10.38）	107（19.85）	123（22.82）	93（17.25）
45～59周岁	36（6.569）	67（12.22）	109（19.89）	98（17.88）
≥60周岁	20（5.089）	34（8.65）	109（27.73）	74（18.82）
统计量	10.369	26.011	7.967	0.384
P	0.006**	0.000***	0.019*	0.825
文化程度				
小学及以下	6（2.352）	11（4.31）	63（24.70）	39（15.29）
初中	19（3.925）	39（8.06）	91（18.80）	61（12.60）
高中/中专/职高	35（7.918）	72（16.28）	110（24.88）	97（21.94）
本专科及以上	52（17.39）	86（28.76）	77（25.75）	68（22.74）
统计量	60.420	88.817	7.393	20.107
P	0.000***	0.000***	0.060	0.000***
婚姻状况				
未婚	10（11.90）	16（19.04）	19（22.61）	16（19.04）
已婚	86（7.142）	165（13.70）	266（22.09）	208（17.27）
离异/丧偶/分居	16（8.333）	27（14.06）	56（29.16）	41（21.35）
统计量	2.730	1.856	4.682	1.953
P	0.255	0.359	0.096	0.377
职业类型				
机关企事业单位	33（8.661）	68（17.85）	97（25.45）	80（20.99）
农民	7（2.857）	9（3.67）	56（22.85）	33（13.46）
无业	12（3.438）	29（8.31）	58（16.61）	52（14.89）
其他	60（11.88）	102（20.20）	130（25.74）	100（19.80）
统计量	30.364	51.713	11.457	9.139
P	0.000***	0.000***	0.009**	0.028*
体质指数				
体重过低	11（10.47）	19（18.09）	25（23.80）	20（19.04）
正常体重	78（8.833）	136（15.40）	204（23.10）	167（18.91）
超重	18（4.651）	42（10.85）	90（23.25）	67（17.31）
肥胖	5（4.761）	11（10.47）	22（20.95）	11（10.47）
统计量	9.18	7.144	0.305	4.738
P	0.027*	0.067	0.959	0.192
慢病患病情况				

续表

因素	整体	知识	信念	行为
有慢病	19（4.738）	38（9.476）	96（23.94）	70（17.45）
无慢病	93（8.619）	170（15.75）	245（22.70）	195（18.07）
统计量	6.295	9.542	0.251	0.075
P	0.012*	0.002**	0.616	0.784
人均月收入				
≤1000	15（3.676）	34（8.333）	90（22.05）	59（14.46）
1001～2000	31（7.242）	46（10.74）	88（20.56）	87（20.32）
2001～3000	45（11.39）	77（19.49）	107（27.08）	78（19.74）
>3000	21（8.433）	51（20.48）	56（22.48）	41（16.46）
统计量	17.424	33.122	5.399	6.263
P	0.001**	0.000***	0.145	0.099
社会医疗保险				
无	6（6.382）	13（13.82）	22（23.40）	13（13.82）
城乡居民	46（4.967）	93（10.04）	204（22.03）	156（16.84）
城镇职工	60（13.04）	102（22.17）	115（25）	96（20.86）
统计量	28.857	37.446	1.536	4.518
P	0.000***	0.000***	0.464	0.104
商业保险情况				
无商业保险	87（6.728）	165（12.76）	286（22.11）	215（16.62）
有商业保险	25（13.36）	43（22.99）	55（29.41）	50（26.73）
统计量	10.299	14.165	4.9	11.36
P	0.001**	0.000***	0.027*	0.001**
家庭氛围				
非常和睦	98（9.360）	163（15.56）	254（24.25）	200（19.10）
比较和睦	12（3.846）	34（10.89）	72（23.07）	54（17.30）
一般	2（1.769）	10（8.849）	15（13.27）	11（9.734）
不和睦	0（0）	1（12.50）	0（0）	0（0）
统计量	17.072	7.111	9.351	7.973
P	0.001**	0.068	0.025*	0.047*
居住环境				
非常满意	54（9.981）	74（13.67）	162（29.94）	119（21.99）
比较满意	46（8.378）	94（17.12）	114（20.76）	103（18.76）
一般	11（3.384）	35（10.76）	50（15.38）	34（10.46）
不满意	1（1.538）	5（7.69）	15（23.07）	9（13.84）
统计量	16.531	9.422	26.889	19.413
P	0.001**	0.064	0.000***	0.000***

注：* 表示 *P*<0.05，** 表示 *P*<0.01，*** 表示 *P*<0.001。

2. 中医药健康素养具备情况的多因素分析

（1）知识型中医药健康素养的二元 Logistic 回归分析 单因素结果显示，户口性质、家庭人口数、性别、年龄、文化程度、职业类型、慢病患病情况、人均月收入、社会保险类型、商业保险情况为知识型素养具备情况的影响因素，将其作为自变量，同时将是否具备知识型素养作为因变量（1= 具备知识型素养，0= 不具备知识型素养），构建二元 Logistic 回归模型。

回归结果显示，户口性质、家庭人口数、年龄、文化程度是知识型中医药健康素养的影响因素，其中非农业（OR=2.314，95%CI=1.427 ～ 3.754）、中专 / 高中 / 职高（OR=2.294，95%CI=1.131 ～ 4.654）、本专科及以上（OR=3.145，95%CI=1.473 ～ 6.715）的 OR 值 >1，为知识型中医药健康素养的有利因素；家庭人口数（OR=0.696，95%CI=0.555 ～ 0.872）、≥ 60 周岁（OR=0.510，95%CI=0.3 ～ 0.869）为知识型中医药健康素养的不利因素。非农业居民具备知识型素养的可能性为农业居民的 2.314 倍；家庭人口数每增加一个单位，具备知识型素养的可能性为之前的 0.696 倍；以小学及以下文化程度为参照，高中 / 中专 / 职高居民知识型素养具备率为小学及以下的 3.145 倍，本专科及以上调查居民知识型素养具备率为小学及以下的 2.294 倍；以 16 ～ 44 周岁年龄段为参照，≥ 60 周岁的居民具备知识型素养的可能性为 16 ～ 44 周岁的 0.510 倍，45 ～ 59 周岁与 16 ～ 44 周岁知识型素养具备率无差异。详见表 5-22。

表 5-22 知识型中医药健康素养的二元 Logistic 回归分析结果

特征变量	B	SE	Wald	*P*	OR	95%CI
户口性质						
农业	参照组					
非农业	0.839	0.247	11.557	0.001***	2.314	1.427 ～ 3.754
家庭人口数	−0.363	0.115	9.929	0.002**	0.696	0.555 ～ 0.872
性别						
男	参照组					
女	0.293	0.179	2.702	0.100	1.341	0.945 ～ 1.903
年龄						
16 ～ 44 周岁	参照组					
45 ～ 59 周岁	−0.295	0.192	2.368	0.124	0.744	0.511 ～ 1.084
≥ 60 周岁	−0.673	0.271	6.144	0.013*	0.510	0.3 ～ 0.869
文化程度						
小学及以下	参照组					

续表

特征变量	B	SE	Wald	*P*	OR	95%CI
初中	0.400	0.361	1.227	0.268	1.492	0.735～3.029
高中/中专/职高	0.830	0.361	5.296	0.021*	2.294	1.131～4.654
本专科及以上	1.146	0.387	8.762	0.003**	3.145	1.473～6.715
职业类型						
农民	参照组					
无业	0.165	0.430	0.147	0.702	1.179	0.507～2.74
机关企事业单位	0.382	0.421	0.823	0.364	1.465	0.642～3.347
其他职业	0.675	0.399	2.870	0.090	1.965	0.899～4.291
人均月收入	0.152	0.096	2.488	0.115	1.164	0.964～1.406
社会保险						
无社保	参照组					
城乡居民	−0.224	0.342	0.427	0.514	0.800	0.409～1.564
城镇职工	0.112	0.356	0.099	0.753	1.119	0.556～2.249
慢病患病情况						
有慢病	参照组					
无慢病	0.175	0.219	0.636	0.425	1.191	0.775～1.83
商业保险情况						
无商保	参照组					
有商保	0.261	0.214	1.49	0.222	1.299	0.854～1.975
常量	−5.422	0.839	41.718	0.000	0.004	–

注：* 表示 $P<0.05$，** 表示 $P<0.01$，*** 表示 $P<0.001$。

（2）信念型中医药健康素养的二元 Logistic 回归分析　单因素结果显示，年龄、职业类型、商业保险情况、家庭氛围、居住环境为信念型素养具备情况的影响因素，将其作为自变量，同时将是否具备信念型素养作为因变量（1=具备信念型素养，0= 不具备信念型素养），构建二元 Logistic 回归模型。

回归结果显示，年龄、商业保险、居住环境为信念型素养的影响因素，其中，≥60 周岁（OR=1.571，95%CI=1.137～2.171）、有商业保险（OR=1.452，95%CI=1.022～2.063）的 OR 值 >1，为信念型中医药健康素养的有利因素；居住环境变差（OR=0.761，95%CI=0.651～0.89）的 OR 值 <1，为信念型素养的不利因素。以 16～44 周岁为参照组，≥60 周岁居民信念型素养具备率为 16～44 周岁的 1.571 倍，45～59 周岁与 16～44 周岁居民信念型素养具备率无差异；有商业保险的居民具备信念型素养的可能性为无商业保险的居民的 1.452 倍；居住环境每变差一个单位，居民的信念型素养为原来的 0.761 倍，详见表 5-23。

表 5–23　信念型中医药健康素养的二元 Logistic 回归分析结果

特征变量	B	SE	Wald	*P*	OR	95%CI
年龄						
16 ～ 44 周岁	参照组					
45 ～ 59 周岁	−0.087	0.153	0.322	0.571	0.917	0.679 ～ 1.238
≥ 60 周岁	0.452	0.165	7.481	0.006**	1.571	1.137 ～ 2.171
职业类型						
农民						
无业	−0.335	0.214	2.442	0.118	0.716	0.47 ～ 1.089
机关企事业单位	0.029	0.199	0.022	0.883	1.03	0.697 ～ 1.52
自由职业	0.178	0.189	0.881	0.348	1.194	0.824 ～ 1.73
商业保险情况						
无商保	参照组					
有商保	0.373	0.179	4.337	0.037*	1.452	1.022 ～ 2.063
家庭氛围	−0.155	0.112	1.92	0.166	0.856	0.687 ～ 1.066
居住环境	−0.273	0.08	11.643	0.001***	0.761	0.651 ～ 0.89
常量	−1.009	0.331	9.313	0.002	0.365	～

注：* 表示 $P<0.05$，** 表示 $P<0.01$，*** 表示 $P<0.001$。

（3）行为型健康素养的二元 Logistic 回归分析　单因素结果显示，户口性质、家庭人口数、性别、文化程度、职业类型、商业保险情况、家庭氛围、居住环境是行为型素养具备情况的影响因素，将其作为自变量，同时将是否具备行为型中医药健康素养作为因变量（1= 具备行为型素养，0= 不具备行为型素养），构建二元 Logistic 回归方程。

回归结果显示，家庭人口数、性别、商业保险情况、居住环境是行为型素养的影响因素，其中女性（OR=2.292，95%CI=2.136 ～ 4.016）、参加商业保险（OR=1.602，95%CI=1.102 ～ 2.329）的 OR 值 >1，为行为型素养的有利因素；家庭人口数（OR=0.795，95%CI=0.663 ～ 0.954）、居住环境（OR=0.714，95%CI=0.595 ～ 0.855）的 OR 值 <1，为行为型素养的不利因素。女性具备行为型素养的可能性为男性的 2.929 倍；参加商业保险的居民具备行为型素养的可能性为无商业保险者的 1.602 倍；家庭人口数每增加一个单位，居民具备行为型素养的可能性为原来的 0.795 倍；居住环境每变差一个单位，居民具备行为型素养的可能性为原来的 0.714 倍，详见表 5–24。

表 5–24 行为型健康素养的二元 Logistic 回归分析结果

特征变量	B	SE	Wald	*P*	OR	95%CI
户口性质						
农业	参照组					
非农业	0.083	0.188	0.195	0.658	1.087	0.751 ～ 1.573
家庭人口数	−0.229	0.093	6.082	0.014*	0.795	0.663 ～ 0.954
性别						
男	参照组					
女	1.075	0.161	44.508	0.000***	2.929	2.136 ～ 4.016
文化程度	0.148	0.080	3.427	0.064	1.159	0.991 ～ 1.355
职业类型						
农民	参照组					
无业	−0.234	0.276	0.717	0.397	0.791	0.46 ～ 1.36
机关企事业单位	0.066	0.275	0.057	0.811	1.068	0.623 ～ 1.83
自由职业	−0.016	0.259	0.004	0.951	0.984	0.592 ～ 1.635
参加商业保险情况						
无商保	参照组					
有商保	0.471	0.191	6.094	0.014*	1.602	1.102 ～ 2.329
家庭氛围	−0.092	0.128	0.525	0.469	0.912	0.71 ～ 1.171
居住环境	−0.337	0.092	13.367	0.000***	0.714	0.595 ～ 0.855
常量	−3.047	0.509	35.834	0.000	0.048	–

注：* 表示 $P<0.05$，** 表示 $P<0.01$，*** 表示 $P<0.001$。

（4）居民整体中医药健康素养的二元 Logistic 回归分析 单因素结果显示，户口性质、家庭人口数、性别、年龄、文化程度、职业类型、体质指数、慢病患病情况、人均月收入、社会保险类型、商业保险情况、家庭氛围、居住环境为整体中医药健康素养具备情况的影响因素，将这些影响因素作为自变量，同时将是否具备整体中医药健康素养作为因变量（1= 具备整体素养，0=不具备整体素养），构建二元 Logistic 回归模型。

回归结果显示，家庭人口数、性别、文化程度、家庭氛围、居住环境是整体素养的影响因素，其中女性（OR=2.311，95%CI=1.390 ～ 3.844）、本专科及以上（OR=3.947，95%CI=1.414 ～ 11.017）的 OR 值>1，为整体素养的有利因素；家庭人口数（OR=0.694，95%CI=0.510 ～ 0.943）、家庭氛围差（OR=0.496，95%CI=0.295 ～ 0.833）、居住环境差（OR=0.644，95%CI=0.483 ～ 0.859）的 OR 值<1，为整体素养的不利因素。女性居民具备整体素养的可能性为男性居民的 2.311 倍；以小学及以下文化程度为参照，本

专科及以上学历具备整体素养的可能性是小学及以下的 3.947 倍，初中、高中 /
中专 / 职高与小学及以下居民具备整体素养的可能性无差异；家庭人口数每增
加一个单位，居民具备整体素养的可能性为原来的 0.694 倍；家庭氛围每变差
一个单位，居民具备整体健康素养的可能性为原来的 0.496 倍；居住环境每变
差一个单位，居民具备整体素养的可能性为原来的 0.644 倍。详见表 5–25。

表 5–25　整体中医药健康素养的二元 Logistic 回归分析结果

特征变量	B	SE	Wald	*P*	OR	95%CI
户口性质						
农业	参照组					
非农业	0.534	0.326	2.675	0.102	1.706	0.900～3.234
家庭人口数	−0.366	0.157	5.437	0.020*	0.694	0.510～0.943
性别						
男	参照组					
女	0.838	0.260	10.414	0.001***	2.311	1.390～3.844
年龄						
16～44 周岁	参照组					
45～59 周岁	0.024	0.260	0.008	0.928	1.024	0.616～1.703
≥ 60 周岁	−0.018	0.363	0.003	0.960	0.982	0.482～2.001
文化程度						
小学及以下	参照组					
初中	0.397	0.493	0.648	0.421	1.487	0.566～3.907
高中 / 中专 / 职高	0.667	0.493	1.830	0.176	1.949	0.741～5.125
本专科及以上	1.373	0.524	6.874	0.009**	3.947	1.414～11.017
职业类型						
农民	参照组					
无业	−0.511	0.542	0.891	0.345	0.600	0.208～1.734
机关企事业单位	−0.306	0.514	0.354	0.552	0.736	0.269～2.017
自由职业	0.296	0.477	0.386	0.535	1.345	0.528～3.424
体质指数	−0.276	0.167	2.731	0.098	0.759	0.547～1.053
慢病患病情况						
有慢病	参照组					
无慢病	0.107	0.302	0.126	0.723	1.113	0.616～2.011
人均月收入	0.028	0.130	0.047	0.828	1.029	0.797～1.327
社会医疗保险情况						
无	参照组					
城乡居民	0.038	0.484	0.006	0.938	1.038	0.402～2.681
城镇职工	0.621	0.490	1.607	0.205	1.862	0.712～4.865
商业保险情况						

续表

特征变量	B	SE	Wald	*P*	OR	95%CI
无商保	参照组					
有商保	0.301	0.270	1.244	0.265	1.351	0.796～2.293
家庭氛围	−0.701	0.264	7.042	0.008**	0.496	0.295～0.833
居住环境	−0.440	0.147	8.941	0.003**	0.644	0.483～0.859
常量	−3.357	1.292	6.750	0.009	0.035	–

注：* 表示 *P*<0.05，** 表示 *P*<0.01，*** 表示 *P*<0.001。

3. EQ-5D 五维度健康状况的单因素分析 将行动能力、自我照顾、日常活动、疼痛 / 不适、焦虑 / 抑郁这五个维度中无任何问题赋值为 0，代表无问题，有中重问题赋值为 1，代表有问题，通过卡方检验进行单因素分析，得到的结果如下。

不同家庭人口数、性别、年龄、文化程度、婚姻状况、职业类型、体质指数、慢病患病情况、人均月收入、商业保险情况、家庭氛围、居住环境在行动能力方面有显著差异（$P < 0.05$）；不同家庭人口数、年龄、文化程度、职业类型、体质指数、慢病患病情况、人均月收入、商业保险情况、家庭氛围、居住环境在自我照顾能力方面有显著差异（$P < 0.05$）；不同家庭人口数、年龄、文化程度、婚姻状况、慢病患病情况、人均月收入、商业保险情况、家庭氛围、居住环境在日常活动能力方面有显著差异（$P < 0.05$）；不同户口性质、年龄、文化程度、婚姻状况、职业类型、慢病患病情况、人均月收入、家庭氛围、居住环境在疼痛 / 不适感方面有显著差异（$P < 0.05$）；性别、职业类型、慢病患病情况、人均月收入、家庭氛围、居住环境在焦虑 / 抑郁感方面有显著差异（$P < 0.05$）。详见表 5-26。

表 5-26 EQ-5D 五维度健康状况单因素分析

特征变量	行动能力 无问题	有问题	自我照顾 无问题	有问题	日常活动 无问题	有问题	疼痛/不适 无问题	有问题	焦虑/抑郁 无问题	有问题
户口性质										
农业	471 (93.63)	32 (6.36)	482 (95.82)	21 (4.17)	459 (91.25)	44 (8.74)	365 (72.56)	138 (27.4)	433 (86.08)	70 (13.9)
非农业	900 (92.11)	77 (7.88)	919 (94.06)	58 (5.93)	888 (90.89)	89 (9.10)	655 (67.04)	322 (32.9)	816 (83.52)	161 (16.4)
统计量	1.124		2.039		0.053		4.728		1.655	
P	0.289		0.153		0.817		0.029*		0.198	
家庭人口数										
1～2人	237 (88.10)	32 (11.8)	247 (91.82)	22 (8.17)	237 (88.10)	32 (11.8)	157 (58.36)	112 (41.6)	222 (82.52)	47 (17.4)
3～4人	675 (94.67)	38 (5.32)	687 (96.35)	26 (3.64)	661 (92.70)	52 (7.29)	523 (73.35)	190 (26.6)	612 (85.83)	101 (14.1)
5～6人	374 (93.26)	27 (6.73)	380 (94.76)	21 (5.23)	366 (91.27)	35 (8.72)	277 (69.07)	124 (30.9)	335 (83.54)	66 (16.4)
≥7人	85 (87.62)	12 (12.3)	87 (89.69)	10 (10.3)	83 (85.56)	14 (14.4)	63 (64.94)	34 (35.0)	80 (82.47)	17 (17.5)
统计量	16.222		13.085		8.835		21.249		2.327	
P	0.001***		0.004**		0.031*		9.343		0.507	
性别										
男	609 (89.95)	68 (10.0)	635 (93.79)	42 (6.20)	605 (89.36)	72 (10.6)	476 (70.31)	201 (29.6)	553 (81.68)	124 (18.3)
女	762 (94.89)	41 (5.10)	766 (95.39)	37 (4.60)	742 (92.40)	61 (7.59)	544 (67.74)	259 (32.2)	696 (86.67)	107 (13.3)
统计量	13.131		1.852		4.147		1.128		6.947	
P	0.000***		0.173		0.041*		0.288		0.008**	
年龄										
～44周岁	521 (96.66)	18 (3.33)	521 (96.66)	18 (3.33)	509 (94.43)	30 (5.56)	446 (82.74)	93 (17.2)	462 (85.71)	77 (14.2)
～59周岁	514 (93.79)	34 (6.20)	520 (94.89)	28 (5.10)	500 (91.24)	48 (8.75)	358 (65.32)	190 (34.6)	455 (83.02)	93 (16.9)
≥60周岁	336 (85.49)	57 (14.5)	360 (91.60)	33 (8.39)	338 (86.00)	55 (13.9)	216 (54.96)	177 (45.0)	332 (84.47)	61 (15.5)
统计量	43.241		11.595		19.799		87.144		1.490	
P	0.000***		0.003**		0.000***		0.000***		0.475	

续表

特征 变量	行动能力 无问题	有问题	自我照顾 无问题	有问题	日常活动 无问题	有问题	疼痛/不适 无问题	有问题	焦虑/抑郁 无问题	有问题
文化程度										
小学及以下	214（83.92）	41（16.0）	228（89.41）	27（10.5）	212（83.13）	43（16.8）	140（54.90）	115（45.0）	211（82.74）	44（17.2）
初中	448（92.56）	36（7.43）	454（93.80）	30（6.19）	429（88.63）	55（11.3）	313（64.66）	171（35.3）	403（83.26）	81（16.7）
高中/中专/职高	420（95.02）	22（4.97）	427（96.60）	15（3.39）	412（93.21）	30（6.78）	327（73.98）	115（26.0）	387（87.55）	55（12.4）
本专科及以上	289（96.65）	10（3.34）	292（97.65）	7（2.34）	294（98.32）	5（1.67）	240（80.26）	59（19.7）	248（82.94）	51（17.0）
统计量	39.159		23.241		44.856		50.736		4.829	
P	0.000***		0.000***		0.000***		0.000***		0.184	
婚姻状况										
未婚	80（95.23）	4（4.76）	79（94.04）	5（5.95）	77（91.66）	7（8.33）	69（82.14）	15（17.8）	71（84.52）	13（15.4）
已婚	1122（93.18）	82（6.81）	1147（95.26）	57（4.73）	1111（92.27）	93（7.72）	837（69.51）	367（30.4）	1025（85.13）	179（14.8）
离异/丧偶/分居	169（88.02）	23（11.9）	175（91.14）	17（8.85）	159（82.81）	33（17.1）	114（59.37）	78（40.6）	153（79.68）	39（20.3）
统计量	7.368		5.629		18.178		15.224		3.729	
P	0.025*		0.059		0.000***		0.000***		0.154	
职业类型										
机关事业	359（94.22）	22（5.77）	364（95.53）	17（4.46）	356（93.43）	25（6.56）	272（71.39）	109（28.6）	319（83.72）	62（16.2）
农民	223（91.02）	22（8.97）	230（93.87）	15（6.12）	214（87.34）	31（12.6）	168（68.57）	77（31.4）	209（85.30）	36（14.6）
其他	483（95.64）	22（4.35）	487（96.43）	18（3.56）	484（95.84）	21（4.15）	395（78.21）	110（21.7）	445（88.11）	60（11.8）
无业	306（87.67）	43（12.3）	320（91.69）	29（8.30）	293（83.95）	56（16.0）	185（53.00）	164（46.9）	276（79.08）	73（20.9）
统计量	21.613		10.120		42.423		62.729		13.076	
P	0.000***		0.017*		0.000***		0.000***		0.004**	
体重										

续表

特征 变量	行动能力 无问题	行动能力 有问题	自我照顾 无问题	自我照顾 有问题	日常活动 无问题	日常活动 有问题	疼痛/不适 无问题	疼痛/不适 有问题	焦虑/抑郁 无问题	焦虑/抑郁 有问题
过低	89（84.76）	16（15.2）	93（88.57）	12（11.4）	91（86.66）	14（13.3）	74（70.47）	31（29.5）	86（81.90）	19（18.0）
正常	822（93.09）	61（6.90）	838（94.90）	45（5.09）	814（92.18）	69（7.81）	604（68.40）	279（31.5）	739（83.69）	144（16.3）
超重	365（94.31）	22（5.68）	371（95.86）	16（4.13）	349（90.18）	38（9.81）	266（68.73）	121（31.2）	336（86.82）	51（13.1）
肥胖	95（90.47）	10（9.52）	99（94.28）	6（5.71）	93（88.57）	12（11.4）	76（72.38）	29（27.6）	88（83.80）	17（16.1）
统计量	12.129		8.950		5.003		0.822		2.583	
P	0.006**		0.029*		0.171		0.844		0.460	
慢病情况										
有慢病	334（83.29）	67（16.7）	354（88.27）	47（11.7）	329（82.04）	72（17.9）	197（49.12）	204（50.8）	313（78.05）	88（21.9）
无慢病	1037（96.1）	42（3.89）	1047（97.0）	32（2.96）	1018（94.3）	61（5.65）	823（76.27）	256（23.7）	936（86.74）	143（13.2）
统计量	70.380		44.348		54.093		100.581		16.769	
P	0.000***		0.000***		0.000***		0.000***		0.000***	
月收入										
～1000	345（84.55）	63（15.4）	369（90.44）	39（9.55）	333（81.61）	75（18.3）	235（57.59）	173（42.4）	314（76.96）	94（23.0）
～2000	412（96.26）	16（3.73）	414（96.72）	14（3.27）	405（94.62）	23（5.37）	309（72.19）	119（27.8）	377（88.08）	51（11.9）
～3000	373（94.43）	22（5.56）	372（94.17）	23（5.82）	368（93.16）	27（6.83）	286（72.40）	109（27.5）	351（88.86）	44（11.1）
3001～	241（96.78）	8（3.21）	246（98.79）	3（1.20）	241（96.78）	8（3.21）	190（76.30）	59（23.6）	207（83.13）	42（16.8）
统计量	55.416		26.606		63.252		35.140		27.823	
P	0.000***		0.000***		0.000***		0.000***		0.000***	
社会保险类型										
无	85（90.42）	9（9.57）	86（91.48）	8（8.51）	88（93.61）	6（6.38）	75（79.78）	19（20.2）	75（79.78）	19（20.2）
城乡居民	861（92.98）	65（7.01）	880（95.03）	46（4.96）	830（89.63）	96（10.3）	630（68.03）	296（31.9）	779（84.12）	147（15.8）
城镇职工	425（92.39）	35（7.60）	435（94.56）	25（5.43）	429（93.26）	31（6.73）	315（68.47）	145（31.5）	395（85.86）	65（14.1）
统计量	0.875		2.132		5.778		5.563		2.326	

续表

特征 变量	行动能力 无问题	行动能力 有问题	自我照顾 无问题	自我照顾 有问题	日常活动 无问题	日常活动 有问题	疼痛/不适 无问题	疼痛/不适 有问题	焦虑/抑郁 无问题	焦虑/抑郁 有问题
P	0.645		0.344		0.055		0.061		0.312	
商业保险情况										
无商保	1187（91.80）	106（8.19）	1216（94.04）	77（5.95）	1165（90.1）	128（9.89）	880（68.05）	413（31.9）	1092（84.45）	201（15.5）
有商保	184（98.39）	3（1.60）	185（98.93）	2（1.06）	182（97.32）	5（2.67）	140（74.86）	47（25.1）	157（83.95）	30（16.0）
统计量	10.411		7.718		10.429		3.534		0.031	
P	0.001**		0.005**		0.001***		0.060		0.860	
家庭氛围										
非常好	987（94.26）	60（5.73）	1006（96.08）	41（3.91）	974（93.02）	73（6.97）	767（73.25）	280（26.74）	918（87.67）	129（12.32）
比较好	285（91.34）	27（8.65）	286（91.66）	26（8.33）	275（88.14）	37（11.8）	187（59.93）	125（40.06）	238（76.28）	74（23.71）
一般	94（83.18）	19（16.8）	102（90.26）	11（9.73）	93（82.30）	20（17.6）	62（54.86）	51（45.13）	87（76.99）	26（23.00）
不和睦	5（62.5）	3（37.5）	7（87.5）	1（12.5）	5（62.5）	3（37.5）	4（50.00）	4（50.00）	6（75.00）	2（25.00）
统计量	30.296		14.865		26.781		32.704		29.402	
P	0.000***		0.002**		0.000***		0.000***		0.000***	
居住环境										
非常满意	517（95.56）	24（4.43）	520（96.11）	21（3.88）	506（93.53）	35（6.469）	418（77.26）	123（22.73）	488（90.20）	53（9.796）
比较满意	513（93.44）	36（6.55）	528（96.17）	21（3.83）	509（92.71）	40（7.285）	386（70.30）	163（29.69）	464（84.51）	85（15.48）
一般	289（88.92）	36（11.07）	299（92.00）	26（8.00）	287（88.30）	38（11.69）	190（58.46）	135（41.53）	257（79.07）	68（20.92）
不满意	52（80.00）	13（20.0）	54（83.07）	11（16.92）	45（69.23）	20（30.76）	26（40）	39（60）	40（61.53）	25（38.46）
统计量	29.100		26.580		46.750		60.054		46.621	
P	0.000***		0.000***		0.000***		0.000***		0.000***	

注：* 表示 $P<0.05$，** 表示 $P<0.01$，*** 表示 $P<0.001$。

4.EQ–5D 五维度的 Logistic 回归分析

（1）行动能力　单因素结果显示，家庭人口数、性别、年龄、文化程度、婚姻状况、职业类型、体质指数、慢病患病情况、人均月收入、商业保险情况、家庭氛围、居住环境为行动能力的影响因素，将其作为自变量，同时将调查对象行动能力情况作为因变量（1= 有问题，0= 无问题），构建二元 Logistic 回归模型。

回归结果显示，性别、年龄、体质指数、慢病患病情况、人均月收入、居住环境是行动能力的影响因素，其中性别（OR=0.352，95%CI=0.221～0.562）、无慢病（OR=0.289，95%CI=0.183～0.456）、人均月收入高（OR=0.577，95%CI=0.439～0.759）的 OR 值 <1，为行动能力的有利因素；≥ 60 周岁（OR=2.45，95%CI=1.241～4.834）、体重过低（OR=3.162，95%CI=1.563～6.393）、居住环境差（OR=1.533，95%CI=1.196～1.966）的 OR 值 >1，为行动能力的不利因素。女性居民行动能力有问题的可能性为男性居民的 0.352 倍；以体重正常为参照，体重过轻居民行动能力有问题的可能性是其 3.162 倍，超重、肥胖与体重正常居民在行动能力上无差异；无慢病居民行动能力有问题的可能性是有慢病居民的 0.289 倍；个人年收入增加，居民行动能力有问题的可能性变小；与 16～44 周岁年龄段相比，≥ 60 周岁的居民行动能力有问题的可能性为其的 2.45 倍，45～59 周岁居民与 16～44 年龄段居民行动能力无差异；居住环境每变差一个单位，居民行动能力有问题的可能性为原来的 1.533 倍，具体见表 5–27。

表 5–27　行动能力二元 Logistic 回归结果

特征变量	B	SE	Wald	P	OR	95%CI
家庭人口数	−0.041	0.121	0.111	0.739	0.960	0.757～1.218
性别						
男	参照组					
女	−1.043	0.239	19.111	0.000***	0.352	0.221～0.562
年龄						
16～44 周岁	参照组					
45～59 周岁	0.3	0.339	0.782	0.376	1.350	0.694～2.623
≥ 60 周岁	0.896	0.347	6.674	0.01**	2.450	1.241～4.834
文化程度						
小学及以下	参照组					
初中	−0.584	0.28	4.349	0.057	0.558	0.373～0.965
高中 / 中专 / 职高	−0.461	0.329	1.967	0.161	0.631	0.247～1.201
本专科及以上	−0.203	0.459	0.196	0.658	0.816	0.178～2.007

续表

特征变量	B	SE	Wald	*P*	OR	95%CI
婚姻状况						
未婚	参照组					
已婚	0.203	0.59	0.118	0.731	1.225	0.386～3.891
离异/丧偶/分居	0.242	0.633	0.146	0.703	1.274	0.368～4.406
职业类型						
机关企事业单位	参照组					
农民	−0.186	0.396	0.221	0.638	0.830	0.382～1.803
其他	−0.143	0.353	0.163	0.686	0.867	0.434～1.732
无业	0.167	0.347	0.231	0.631	1.181	0.598～2.333
体质指数						
正常体重	参照组					
体重过低	1.151	0.359	10.264	0.001***	3.162	1.563～6.393
超重	−0.25	0.275	0.826	0.363	0.779	0.455～1.335
肥胖	0.311	0.398	0.61	0.435	1.365	0.626～2.976
慢病患病情况						
有慢病	参照组					
无慢病	−1.242	0.233	28.323	0.000***	0.289	0.183～0.456
人均月收入	−0.55	0.14	15.403	0.000***	0.577	0.439～0.759
商业保险情况						
无商保	参照组					
有商保	−1.116	0.615	3.287	0.070	0.328	0.098～1.095
家庭氛围	0.117	0.148	0.623	0.430	1.124	0.841～1.504
居住环境	0.427	0.127	11.342	0.001***	1.533	1.196～1.966
常量	3.072	1.237	6.164	0.013	21.581	

注：** 表示 $P<0.01$，*** 表示 $P<0.001$。

（2）自我照顾能力　单因素结果显示，家庭人口数、年龄、文化程度、职业类型、体质指数、慢病患病情况、人均月收入、商业保险情况、家庭氛围、居住环境为自我照顾能力的影响因素，将其作为自变量，同时将调查对象自我照顾情况作为因变量（1= 有问题，0= 无问题），构建二元 Logistic 回归模型。

回归结果显示，年龄、体质指数、慢病患病情况、居住环境是自我照顾能力的影响因素，其中无慢病（OR=0.280，95%CI=0.167～0.469）的 OR 值 <1，为自我照顾能力的有利因素；≥60 周岁（OR=1.126，95%CI=0.549～2.308）、体重过轻（OR=2.809，95%CI=1.353～5.833）、居住环境差（OR=1.418，95%CI=1.075～1.871）的 OR 值 >1，为自我照顾能力的不利因素。以正常体重为参照，体重过轻居民自我照顾能力有问题的可能性是其 2.809 倍，超重、肥胖和正常体重居民自我照顾能力无差异；无慢病居民自我照顾能力有问题的可能性是有慢病居民的 0.280 倍；与 16 ～ 44 周岁年龄段相比，≥ 60 周岁的居民自我照顾能力有问题的可能性为其的 1.126 倍，45 ～ 59 周岁年龄段的居民自我照顾能力与 16 ～ 44 周岁无差异；居住环境每变差一个单位，居民自我照顾能力有问题的可能性为原来的 1.418 倍，具体见表 5–28。

表 5–28　自我照顾能力二元 Logistic 回归结果

特征变量	B	SE	Wald	*P*	OR	95%CI
家庭人口数	0.32	0.137	0.111	0.054	0.861	0.789 ～ 1.350
年龄						
16 ～ 44 周岁	参照组					
45 ～ 59 周岁	0.045	0.34	0.018	0.376	1.046	0.537 ～ 2.039
≥ 60 周岁	0.119	0.366	0.105	0.010**	1.126	0.549 ～ 2.308
文化程度						
小学及以下	参照组					
初中	−0.385	0.307	1.578	0.209	0.896	0.322 ～ 0.965
高中 / 中专 / 职高	−0.65	0.381	2.907	0.088	0.849	0.331 ～ 1.201
本专科及以上	−0.693	0.527	1.724	0.189	0.961	0.332 ～ 2.007
职业类型						
机关企事业单位	参照组					
农民	−0.186	0.396	0.221	0.638	0.830	0.382 ～ 1.803
其他	−0.143	0.353	0.163	0.686	0.867	0.434 ～ 1.732
无业	0.167	0.347	0.231	0.631	1.181	0.598 ～ 2.333
体质指数						
正常体重	参照组					
体重过低	1.033	0.373	7.676	0.006**	2.809	1.353 ～ 5.833
超重	−0.28	0.308	0.825	0.364	0.756	0.413 ～ 1.383
肥胖	0.108	0.468	0.053	0.818	1.114	0.445 ～ 2.789
慢病患病情况						
有慢病	参照组					
无慢病	−1.275	0.264	23.258	0.000***	0.280	0.167 ～ 0.469
人均月收入	−0.251	0.148	2.888	0.089	0.778	0.583 ～ 1.039
商业保险情况						
无商保	参照组					
有商保	−1.361	0.733	3.444	0.063	0.256	0.061 ～ 1.079
家庭氛围	0.112	0.165	0.462	0.497	1.119	0.809 ～ 1.547
居住环境	0.349	0.141	6.095	0.014*	1.418	1.075 ～ 1.871
常量	1.544	1.211	1.627	0.202	4.685	–

注：* 表示 *P*<0.05，** 表示 *P*<0.01，*** 表示 *P*<0.001。

（3）日常活动能力 单因素结果显示，家庭人口数、年龄、文化程度、婚姻状况、慢病患病情况、人均月收入、商业保险情况、家庭氛围、居住环境为日常活动能力的影响因素，将其作为自变量，同时将调查对象日常活动能力作为因变量（1= 有问题，0= 无问题），构建二元 Logistic 回归模型。

回归结果显示，文化程度、慢病患病情况、人均月收入、居住环境是日常活动能力的影响因素，其中本专科及以上（OR=0.236，95%CI=0.083 ～ 0.669）、无 慢 病（OR=0.375，95%CI=0.25 ～ 0.561）、 人 均 月 收 入 高（OR=0.629，95%CI=0.503 ～ 0.787）的 OR 值 <1，为日常活动能力的有利因素；居住环境差（OR=1.412，95%CI=1.139 ～ 1.752）的 OR 值 >1，为日常活动能力的不利因素。以小学及以下为参照，本专科及以上被调查居民日常活动能力有问题的可能性是其 0.236 倍，高中 / 中专 / 职高及初中文化程度居民与其无差异；无慢病居民日常活动能力有问题的可能性是有慢病居民的 0.375 倍；居民月收入增加，居民日常活动能力有问题的可能性变小；居住环境每变差一个单位，居民日常活动能力有问题的可能性为原来的 1.412 倍。具体见表 5–29。

表 5–29 日常活动能力二元 Logistic 回归结果

特征变量	B	SE	Wald	P	OR	95%CI
家庭人口数	0.04	0.11	0.131	0.718	1.04	0.839 ～ 1.291
年龄						
16 ～ 44 周岁	参照组					
45 ～ 59 周岁	0.021	0.267	0.006	0.936	1.022	0.606 ～ 1.723
≥ 60 周岁	0.225	0.282	0.635	0.426	1.252	0.72 ～ 2.175
文化程度						
小学及以下	参照组					
初中	−0.194	0.243	0.639	0.424	0.824	0.512 ～ 1.325
高中 / 中专 / 职高	−0.322	0.286	1.27	0.260	0.724	0.414 ～ 1.269
本专科及以上	−1.443	0.531	7.379	0.007**	0.236	0.083 ～ 0.669
婚姻状况						
未婚	参照组					
已婚	−0.612	0.467	1.712	0.191	0.542	0.217 ～ 1.356
离异 / 丧偶 / 分居	−0.046	0.503	0.008	0.927	0.955	0.356 ～ 2.562
慢病患病情况						
有慢病	参照组					
无慢病	−0.982	0.206	22.668	0.000***	0.375	0.25 ～ 0.561
人均月收入	−0.463	0.114	16.486	0.000***	0.629	0.503 ～ 0.787
商业保险情况						
无商保	参照组					

续表

特征变量	B	SE	Wald	*P*	OR	95%CI
有商保	−0.837	0.478	3.066	0.080	0.433	0.17 ~ 1.105
家庭氛围	0.175	0.132	1.739	0.187	1.191	0.919 ~ 1.544
居住环境	0.345	0.11	9.857	0.002**	1.412	1.139 ~ 1.752
常量	1.589	0.927	2.942	0.086	4.9	–

注：** 表示 $P<0.01$，*** 表示 $P<0.001$。

（4）疼痛 / 不适 单因素结果显示，户口性质、年龄、文化程度、婚姻状况、职业类型、慢病患病情况、人均月收入、家庭氛围、居住环境为疼痛 / 不适感的影响因素，将其作为自变量，同时将调查对象疼痛 / 不适感作为因变量（1= 有问题，0= 无问题），构建二元 Logistic 回归模型。

回归结果显示，年龄、职业类型、慢病患病情况、居住环境是疼痛 / 不适感的影响因素，其中无慢病（OR=0.417，95%CI=0.318 ~ 0.546）的 OR 值 <1，为疼痛 / 不适感的有利因素；45 ~ 59 周岁（OR=2.029，95%CI=1.479 ~ 2.784）、≥ 60 周岁（OR=2.029，95%CI=1.67 ~ 3.496）、无业（OR=1.794，95%CI=1.224 ~ 2.631）、居住环境差（OR=1.412，95%CI=1.139 ~ 1.752）的 OR 值 >1，为疼痛 / 不适感的不利因素。以 16 ~ 44 周岁为参照，45 ~ 59 周岁居民疼痛 / 不适感的可能性是其 2.029 倍，≥ 60 周岁居民疼痛 / 不适感的可能性是其的 2.416 倍；与机关企事业单位调查对象相比，无业居民疼痛 / 不适感的可能性是其的 1.794 倍，农民及其他职业者相对机关企事业单位疼痛 / 不适感无差异；无慢病居民疼痛 / 不适感的可能性是有慢病居民的 0.417 倍；居民居住环境每变差一个单位，其疼痛 / 不适感的可能性为原来的 1.470 倍。具体见表 5–30。

表 5–30 疼痛或不适感二元 Logistic 回归结果

特征变量	B	SE	Wald	*P*	OR	95%CI
户口性质						
农业	参照组					
非农业	0.056	0.16	0.123	0.726	1.058	0.773 ~ 1.449
年龄（岁）						
16 ~ 44	参照组					
45 ~ 59	0.708	0.161	19.213	0.000***	2.029	1.479 ~ 2.784
≥ 60	0.882	0.188	21.924	0.000***	2.416	1.67 ~ 3.496
文化程度						
小学及以下	参照组					
初中	−0.107	0.176	0.368	0.544	0.899	0.637 ~ 1.268
高中 / 中专 / 职高	−0.194	0.197	0.97	0.325	0.824	0.56 ~ 1.212

续表

特征变量	B	SE	Wald	*P*	OR	95%CI
本专科及以上	−0.1	0.247	0.163	0.686	0.905	0.557～1.469
婚姻状况						
未婚	参照组					
已婚	0.116	0.323	0.13	0.719	1.123	0.597～2.114
离异/丧偶/分居	0.224	0.356	0.396	0.529	1.251	0.623～2.514
职业类型						
机关企事业单位	参照组					
农民	0.121	0.239	0.256	0.613	1.129	0.706～1.804
其他	−0.061	0.178	0.117	0.732	0.941	0.663～1.335
无业	0.585	0.195	8.975	0.003**	1.794	1.224～2.631
慢病患病情况						
有慢病	参照组					
无慢病	−0.875	0.138	40.32	0.000***	0.417	0.318～0.546
人均月收入	−0.112	0.07	2.568	0.109	0.894	0.78～1.025
家庭氛围	0.136	0.095	2.05	0.152	1.146	0.951～1.382
居住环境	0.385	0.074	27.2	0.000***	1.470	1.272～1.699
常量	−0.831	0.582	2.039	0.153	0.436	－

注：** 表示 $P<0.01$，*** 表示 $P<0.001$。

（5）焦虑/抑郁　单因素结果显示，性别、职业类型、慢病患病情况、人均月收入、家庭氛围、居住环境为焦虑/抑郁感的影响因素，将其作为自变量，同时将调查对象焦虑/抑郁感作为因变量（1= 有问题，0= 无问题），构建二元 Logistic 回归模型。

回归结果显示，性别、慢病患病情况、人均月收入、家庭氛围、居住环境是焦虑/抑郁感的影响因素，其中女性（OR=0.584,95%CI=0.43～0.794）、无慢病（OR=0.694，95%CI=0.477～0.883）、月收入高（OR=0.843，95%CI=0.717～0.992）的 OR 值 <1，为焦虑/抑郁感的有利因素；家庭氛围差（OR=1.242，95%CI=1.008～1.529）、居住环境差（OR=1.513，95%CI=1.278～1.792）的 OR 值 >1，为焦虑/抑郁感的不利因素。女性居民焦虑/抑郁感的可能性是男性的 0.584 倍，无慢病居民有焦虑/抑郁感的可能性是有慢病者的 0.649 倍；人均月收入增加，居民有焦虑/抑郁感的可能性变小；家庭氛围每变差一个单位，居民有焦虑/抑郁感的可能性是原来的 1.242 倍；居民居住环境每变差一个单位，有焦虑/抑郁感的可能性为原来的 1.513 倍，具体见表 5–31。

表 5-31　焦虑或抑郁感二元 Logistic 回归结果

特征变量	B	SE	Wald	*P*	OR	95%CI
性别						
男	参照组					
女	−0.537	0.156	11.833	0.001***	0.584	0.43 ～ 0.794
职业类型						
机关企事业单位	参照组					
农民	−0.391	0.254	2.375	0.123	0.676	0.411 ～ 1.112
其他	−0.374	0.206	3.286	0.070	0.688	0.459 ～ 1.031
无业	0.025	0.224	0.013	0.909	1.026	0.661 ～ 1.591
慢病患病情况						
有慢病	参照组					
无慢病	−0.432	0.157	7.563	0.006**	0.649	0.477 ～ 0.883
人均月收入	−0.171	0.083	4.226	0.040*	0.843	0.717 ～ 0.992
家庭氛围	0.216	0.106	4.14	0.042*	1.242	1.008 ～ 1.529
居住环境	0.414	0.086	23.007	0.000***	1.513	1.278 ～ 1.792
常量	−0.764	0.52	2.16	0.142	0.466	–

注：* 表示 $P<0.05$，** 表示 $P<0.01$，*** 表示 $P<0.001$。

5. 整体健康相关生命质量的影响因素分析

（1）健康效用值的单因素分析　江西省被调查居民平均健康效用值为 0.9140 ± 0.137，最小值为 0.05，最大值为 1，M（P25，P75）=1（0.869，1）。经 SPSS 中的 KS 检验发现，本研究的健康效用值不符合正态分布（$P<0.05$），故采用百分位数 M（P25，P75）进行健康效用值的统计描述，选择非参数检验进行健康效用值的单因素分析，两分类特征变量采用 Wilcoxon 秩和检验，多分类特征变量采用 Kruskal-WallisH 检验。

单因素结果显示，家庭人口数（$H=27.022$，$P=0.000$）、年龄（$H=69.258$，$P=0.000$）、文化程度（$H=67.802$，$P=0.000$）、婚姻状况（$H=16.731$，$P=0.000$）、职业类型（$H=75.726$，$P=0.000$）、慢病患病情况（$Z=69.258$，$P=0.000$）、人均月收入（$H=61.565$，$P=0.000$）、参加商业保险情况（$Z=-2.362$，$P=0.000$）、家庭氛围（$H=58.361$，$P=0.000$）、居住环境（$H=80.629$，$P=0.000$）是健康效用值的影响因素；不同户口性质、性别、体质指数、社会保险类型的被调查居民之间健康效用值无差异（$P>0.05$），见表 5-32。

表 5-32　健康效用值的单因素分析结果

特征变量	N	M（P25，P75）	统计量	P
户口性质				
农业	503	1（0.869，1）	-1.842	0.065
非农业	977	1（0.869，1）		
家庭人口数（人）				
1～2	269	0.887（0.856，1）	27.022	0.000***
3～4	713	1（0.869，1）		
5～6	401	1（0.869，1）		
≥7	97	1（0.795，1）		
性别				
男	677	1（0.869，1）	-0.454	0.650
女	803	1（0.869，1）		
年龄（岁）				
16～44	539	1（0.875，1）	69.258	0.000***
45～59	548	1（0.869，1）		
≥60	393	0.875（0.795，1）		
文化程度				
小学及以下	255	0.869（0.783，1）	67.802	0.000***
初中	484	1（0.869，1）		
高中/中专/职高	442	1（0.869，1）		
本专科及以上	299	1（0.875，1）		
婚姻状况				
未婚	84	1（0.872，1）	16.731	0.000***
已婚	1204	1（0.869，1）		
离异/丧偶/分居	192	0.887（0.795，1）		
职业类型				
农民	245	1（0.869，1）	75.726	0.000***
无业	349	0.869（0.783，1）		
机关企事业单位	381	1（0.869，1）		
自由职业	505	1（0.875，1）		
体质指数				
体重过低	105	1（0.801，1）	1.625	0.654
正常体重	883	1（0.869，1）		
超重	387	1（0.869，1）		
肥胖	105	1（0.869，1）		
慢病患病情况				
有慢病	401	0.869（0.783，1）	-10.191	0.000***
无慢病	1079	1（0.869，1）		
人均月收入（元）				

特征变量	N	M（P25，P75）	统计量	*P*
～1000	408	0.875（0.783，1）	61.565	0.000***
～2000	428	1（0.869，1）		
～3000	395	1（0.869，1）		
3001～	249	1（0.875，1）		
参加社会医疗保险情况				
无	94	1（0.869，1）	1.034	0.596
城乡居民	926	1（0.869，1）		
城镇职工	460	1（0.869，1）		
参加商业保险情况				
无商保	1293	1（0.869，1）	−2.362	0.018*
有商保	187	1（0.869，1）		
家庭氛围				
非常和睦	1047	1（0.869，1）	58.301	0.000***
比较和睦	312	0.875（0.795，1）		
一般	113	0.869（0.783，1）		
不和睦	8	0.835（0.736，0.935）		
居住环境				
非常满意	541	1（0.869，1）	80.629	0.000***
比较满意	549	1（0.869，1）		
一般	325	0.875（0.783，1）		
不满意	65	0.869（0.709，1）		

（2）健康效用值的 Tobit 回归分析　将单因素分析有意义的家庭人口数、年龄、文化程度、婚姻状况、职业类型、慢病患病情况、人均月收入、参加商业保险情况、家庭氛围、居住环境作为自变量，将居民的健康效用值作为因变量，构建 Tobit 回归模型。回归结果显示，年龄、文化程度、职业类型、慢病患病情况、人均月收入、家庭氛围、居住环境是居民健康效用值的影响因素。从年龄来看，以 16～44 周岁居民为参照，≥45 周岁居民健康效用值更低（$P<0.05$）；从职业类型来看，以机关、企事业单位工作人员为参照，无业调查对象健康效用值较低（$P=0.05$），农民、其他职业调查对象的健康效用值与其无差异（$P>0.05$）；无慢病居民较有慢病居民健康效用值更高（$P<0.001$）；从人均月收入来看，与月收入≤1000 元相比，人均月收入更高的居民健康效用值更高（均有 $P<0.01$）；家庭氛围和居住环境较差的居民，其健康效用值也较低（均有 $P<0.01$）。具体见表 5-33。

表 5-33 健康效用值的 Tobit 回归结果

特征变量	Coef	SE	t	P	95%CI
家庭人口数	0.002	0.010	0.22	0.828	−0.01 ～ 0.021
年龄（岁）					
16 ～ 44	参照组				
45 ～ 59	−0.062	0.020	−3.04	0.002**	−0.102 ～ −0.022
≥ 60	−0.075	0.024	−3.10	0.002**	−0.122 ～ −0.028
文化程度					
小学及以下	参照组				
初中	−0.024	0.031	−0.78	0.435	−0.370 ～ 0.086
高中 / 中专 / 职高	0.030	0.023	1.33	0.183	−0.143 ～ 0.075
本专科及以上	0.054	0.026	2.09	0.036*	0.003 ～ 0.104
职业类型					
无业	0.050	0.025	1.96	0.050*	−0.000 ～ −0.09
其他职业	0.035	0.023	1.81	0.070	−0.010 ～ 0.079
农民	−0.012	0.028	−0.48	0.629	−0.065 ～ 0.042
机关企事业单位	参照组				
婚姻状况					
未婚	0.012	0.042	0.29	0.771	−0.070 ～ 0.095
已婚	0.037	0.023	1.62	0.105	−0.008 ～ 0.081
离异 / 丧偶 / 分居	参照组				
慢病患病情况					
无慢病	0.124	0.018	6.84	0.000***	0.089 ～ 0.160
有慢病	参照组				
人均月收入（元）					
～ 1000	参照组				
～ 2000	0.079	0.021	3.69	0.000***	0.037 ～ 0.121
～ 3000	0.055	0.024	2.35	0.019*	0.009 ～ 0.102
3001 ～	0.761	0.029	2.67	0.008**	0.020 ～ 0.132
商业保险情况					
有商保	−0.003	0.025	0.01	0.988	−0.049 ～ 0.049
无商保	参照组				
家庭氛围	−0.038	0.012	−3.10	0.002**	−0.061 ～ −0.014
居住环境	−0.057	0.009	−6.07	0.000***	−0.076 ～ −0.039

注：* 表示 $P<0.05$，** 表示 $P<0.01$，*** 表示 $P<0.001$。

6. 中医药健康素养与健康相关生命质量的相关性 Pearson 相关适用于两变量为连续型变量，呈线性关系，且呈正态分布的数据。Spearman 相关对自变量和因变量的分布不作要求，对于等级变量及非正态变量同样适用。由于本研究的健康效用值不符合正态分布，故采用 Spearman 相关系数法研究中医药健康素养与生命质量之间的相关性。研究结果显示，在中医药健康素养与生命质量的相关性上，整体素养与生命质量呈正相关（$r=0.143$，$P<0.01$）、知识型素养与生命质量呈正相关（$r=0.134$，$P<0.01$）、信念型素养与生命质量呈正相关（$r=0.077$，$P<0.01$）、行为型素养与生命质量呈正相关（$r=0.097$，$P<0.01$）。在中医药健康素养三维度的相关性上，知识型素养与信念型素养呈正相关（$r=0.155$，$P<0.01$）、信念型素养与行为型素养呈正相关（$r=0.405$，$P<0.01$）、知识型素养与行为型素养呈正相关（$r=0.224$，$P<0.01$），见表5-34。

表 5-34　中医药健康素养与健康效用值的 Spearman 相关结果

维　度	整体素养	知识型素养	信念型素养	行为型素养
整体素养	1			
知识型素养	0.602**	1		
信念型素养	0.701**	0.155**	1	
行为型素养	0.796**	0.224**	0.405**	1
健康效用值	0.143**	0.134**	0.077**	0.097**

注：** 表示 $P<0.01$。

为进一步了解知识型素养、信念型素养、行为型素养交互作用下与健康效用值的相关性，同时避免其他混杂因素的影响，将知识型素养得分、信念型素养得分、行为型素养得分作为自变量，以健康效用值作为因变量，构建 Tobit 回归模型。研究结果显示，知识型素养与健康效用值的相关系数为0.233（$P<0.001$）、信念型素养与健康效用值的相关系数为 0.124（$P<0.01$）、行为型素养与健康效用值的相关系数为 0.094（$P<0.05$）。知识型素养、信念型素养、行为型素养与健康效用值呈正相关，知识型素养越高，健康效用值越高；信念型素养越高，健康效用值越高；行为型素养越高，健康效用值越高，见表5-35。

表 5-35　中医药健康素养对生命质量影响的 Tobit 回归结果

特征变量	Coef	SE	t	P	95%CI
知识型素养	0.233	0.050	4.65	0.000***	0.135 ～ 0.331
信念型素养	0.124	0.054	2.30	0.021*	0.018 ～ 0.230
行为型素养	0.094	0.047	2.00	0.045*	0.002 ～ 0.186
常量	0.784	0.042	18.62	0.000	0.702 ～ 0.867

注：* 表示 $P<0.05$，** 表示 $P<0.01$，*** 表示 $P<0.001$。

（二）基于 8 市的调查

1. 居民中医药健康素养知识、态度、行为维度的相关性分析　分析数据呈现为正态分布，对问卷中医药健康素养知识、态度、行为三个维度进行皮尔逊（Pearson）相关性分析，结果显示知识和态度维度、知识和行为维度、态度和行为维度之间均呈正相关关系（均 $P < 0.01$），见表 5-36。

表 5-36　居民中医药健康素养知识、态度、行为维度的相关性分析

维度	知识	态度	行为
知识	1.000		
态度	0.550**	1.000	
行为	0.276**	0.306**	1.000

注：** 表示在 0.01 级别（双尾），相关性显著。

2. 居民中医药健康素养及知识、态度、行为三维度素养水平单因素分析　将性别、年龄、民族、婚姻状况、文化程度、职业、家庭年收入、是否本地户籍、参加医疗保险、是否患有慢病以及自评健康状况分别作为自变量，将中医药健康素养知识、态度及行为各维度得分作为因变量进行单因素分析。结果显示，性别、年龄、婚姻状况、文化程度、职业、家庭年收入、参加医疗保险、是否患有慢性病以及自评健康状况是居民中医药健康素养的影响因素。影响知识维度的因素有性别、年龄、婚姻状况、文化程度、职业、家庭年收入、参加医疗保险、是否患有慢病以及自评健康状况（均 $P < 0.05$）；影响态度维度的因素有年龄、文化程度、职业、家庭年收入、参加医疗保险（均 $P < 0.05$）；影响行为维度的因素有性别、年龄、婚姻状况、职业、参加医疗保险（均 $P < 0.05$）。具体见表 5-37。

表 5-37　居民中医药健康素养及各维度素养水平单因素分析

特征	人数	总分	知识	态度	行为
性别					
男	182	79.03 ± 13.47	33.85 ± 9.32	25.20 ± 3.60	19.97 ± 3.51
女	198	35.95 ± 9.09	35.95 ± 9.09	25.14 ± 3.52	23.18 ± 2.65
χ^2		15.922	4.905	0.028	115.508
P		0.000	0.027	0.866	0.000
年龄（岁）					
15 ～	54	89.11 ± 8.42	41.20 ± 5.72	26.46 ± 2.74	21.44 ± 3.20
25 ～	90	92.73 ± 10.87	42.80 ± 6.90	27.52 ± 2.76	22.41 ± 3.79
35 ～	77	83.66 ± 12.41	36.96 ± 7.25	25.32 ± 4.01	21.38 ± 3.35

续表

特征	人数	总分	知识	态度	行为
45 ~	69	72.93 ± 7.27	30.43 ± 4.21	21.71 ± 2.54	20.78 ± 3.19
55 ~	56	69.52 ± 3.91	23.73 ± 2.28	24.09 ± 2.26	21.70 ± 2.60
65 ~ 69	34	74.82 ± 11.21	27.26 ± 8.39	25.35 ± 2.85	22.21 ± 2.79
χ^2		62.740	97.427	33.190	2.266
P		0.000	0.000	0.000	0.047
民族					
汉族	346	81.66 ± 13.06	25.20 ± 3.53	25.20 ± 3.53	21.64 ± 3.28
其他	34	82.74 ± 12.73	36.12 ± 7.90	24.91 ± 3.85	21.71 ± 3.60
χ^2		0.208	0.579	0.197	0.013
P		0.649	0.44	0.658	0.911
婚姻状况					
未婚	111	84.78 ± 12.64	38.20 ± 7.92	25.59 ± 3.56	21.00 ± 3.79
在婚	211	90.71 ± 9.71	41.42 ± 6.02	25.96 ± 3.77	23.33 ± 3.04
分居	13	77.92 ± 9.43	32.15 ± 8.75	24.62 ± 2.56	21.15 ± 2.41
离异	24	79.99 ± 13.15	33.26 ± 9.39	24.98 ± 3.62	21.75 ± 3.09
丧偶	21	75.76 ± 10.60	29.00 ± 8.55	24.38 ± 2.80	22.38 ± 2.52
χ^2		7.105	11.725	1.162	3.047
P		0.000	0.000	0.327	0.017
文化程度					
不识字或识字很少	36	70.39 ± 4.19	24.03 ± 2.81	24.47 ± 2.60	21.89 ± 2.65
初小	73	73.01 ± 9.10	27.42 ± 7.20	24.03 ± 2.68	21.56 ± 2.68
高中 / 职高 / 中专	99	79.48 ± 12.61	34.83 ± 7.82	23.40 ± 3.56	21.25 ± 3.36
大专 / 本科及以上	172	89.16 ± 11.30	40.49 ± 7.14	26.82 ± 3.28	21.85 ± 3.62
χ^2		56.991	91.006	28.344	0.769
P		0.000	0.000	0.000	0.512
职业					
公务员	10	94.90 ± 7.01	44.20 ± 5.27	27.90 ± 1.87	22.80 ± 2.36
教师	14	94.50 ± 7.73	43.36 ± 6.27	27.43 ± 3.35	23.71 ± 2.99
医务人员	12	98.50 ± 9.57	46.17 ± 4.86	28.50 ± 2.40	23.83 ± 5.21
其他事业单位人员	16	89.56 ± 12.45	40.94 ± 8.84	25.50 ± 2.85	23.13 ± 3.55
务农	122	71.92 ± 8.15	26.77 ± 6.46	23.89 ± 2.87	21.26 ± 2.87
工人	31	86.58 ± 11.97	38.58 ± 7.61	25.94 ± 4.06	22.06 ± 2.03
学生	51	88.82 ± 10.02	40.76 ± 6.46	26.69 ± 2.83	21.37 ± 3.79
其他企业人员	76	83.75 ± 12.43	37.01 ± 7.61	25.45 ± 3.80	21.29 ± 3.19
其他	48	79.77 ± 11.46	34.73 ± 6.85	23.73 ± 3.87	21.31 ± 3.58
χ^2		27.281	37.419	8.177	2.431
P		0.000	0.000	0.000	0.014
家庭年收入（万元）					

特征	人数	总分	知识	态度	行为
<1	71	72.63 ± 9.18	26.39 ± 7.65	24.34 ± 2.55	20.50 ± 2.93
1 ～ 3	67	79.88 ± 12.31	33.19 ± 8.77	25.03 ± 3.30	21.66 ± 3.16
3 ～ 8	150	84.11 ± 12.53	37.61 ± 7.92	24.81 ± 3.72	21.67 ± 3.14
8 ～ 15	69	86.01 ± 13.49	38.39 ± 8.66	25.96 ± 3.99	21.69 ± 3.49
>15	23	87.26 ± 11.31	39.22 ± 6.11	25.09 ± 3.84	22.43 ± 4.84
χ^2		15.969	29.618	2.452	0.879
P		0.000	0.000	0.046	0.477
是否本地户籍					
是	360	82.02 ± 13.09	35.03 ± 9.28	25.26 ± 3.58	21.73 ± 3.29
否	20	77.15 ± 11.04	33.50 ± 8.69	23.50 ± 2.84	20.15 ± 3.44
χ^2		2.646	0.512	4.677	4.321
P		0.105	0.475	0.231	0.338
参加医疗保险					
公费医疗	38	96.50 ± 9.58	45.45 ± 6.15	27.45 ± 2.77	23.61 ± 3.89
城镇职工医疗保险	133	86.41 ± 11.36	38.86 ± 7.14	25.96 ± 3.58	21.58 ± 3.29
城乡居民基本医疗保险	184	76.39 ± 11.20	30.86 ± 8.25	24.27 ± 3.32	21.25 ± 3.03
补充医疗保险	3	84.67 ± 10.87	35.67 ± 8.99	28.33 ± 1.70	20.67 ± 2.87
无	22	72.77 ± 10.04	27.14 ± 6.56	23.55 ± 3.53	22.09 ± 3.49
χ^2		36.934	45.474	11.257	4.289
P		0.000	0.000	0.000	0.002
是否患有慢病					
是	41	76.20 ± 12.22	30.98 ± 9.02	24.39 ± 3.50	20.83 ± 3.42
否	339	82.43 ± 12.97	35.42 ± 9.17	25.27 ± 3.56	21.74 ± 3.29
χ^2		8.524	8.591	2.208	2.789
P		0.004	0.004	0.138	0.096
自评健康状况					
好	52	81.81 ± 12.07	36.461 ± 8.26	24.33 ± 3.74	21.02 ± 2.78
比较好	133	83.93 ± 12.55	36.79 ± 8.49	25.35 ± 3.59	21.79 ± 3.09
一般	170	81.14 ± 13.46	33.97 ± 9.72	25.40 ± 3.51	21.77 ± 3.50
比较差	19	70.95 ± 6.11	25.84 ± 5.66	24.21 ± 2.93	20.89 ± 2.69
差	6	85.00 ± 15.91	37.33 ± 8.48	25.00 ± 3.11	22.67 ± 6.34
χ^2		4.533	7.261	1.342	0.971
P		0.001	0.000	0.254	0.423

3. 居民中医药健康素养及知识、态度、行为各维度素养水平多因素分析

（1）居民整体中医药健康素养影响因素的多元线性回归分析　以中医药健康素养总得分为因变量，基于单因素分析结果中有统计学意义（$P < 0.05$）

的因素，如性别、年龄、婚姻状况、文化程度、职业、家庭年收入、参加医疗保险、是否患有慢病及自评健康状况作为自变量，进行多元线性回归分析。结果显示，影响居民中医药健康素养总得分的重要因素有婚姻状况、文化程度、职业、参加医疗保险，$F=41.082$，$P < 0.001$。见表 5–38。

表 5–38　中医药健康素养得分影响因素的多元线性回归分析

影响因素	未标准化系数		标准误	标准化系数	t	P
	B			Beta		
常量	86.820		6.118		14.192	0.000
性别	3.565		0.975	−0.437	−7.655	0.459
年龄（岁）	−4.880		0.579	−0.572	−8.427	0.316
婚姻状况	2.958		0.526	0.235	5.619	0.000
文化程度	2.315		0.884	0.179	2.619	0.009
职业	−0.980		0.265	−0.152	−3.702	0.000
家庭年收入（万元）	−0.551		0.506	−0.048	−1.089	0.277
参加医疗保险	−1.973		0.693	−0.136	−2.847	0.005
是否患有慢病	0.406		1.789	0.010	0.227	0.821
自评健康状况	1.612		0.674	0.105	2.394	0.067

（2）知识维度影响因素的多元线性回归分析　以中医药健康素养知识维度得分为因变量，基于单因素分析结果中有统计学意义（$P < 0.05$）的因素，如性别、年龄、婚姻状况、文化程度、职业、家庭年收入、参加医疗保险、是否患有慢病以及自评健康状况作为自变量，进行多元线性回归分析。结果显示，影响居民中医药健康素养知识维度得分的重要因素有婚姻状况、文化程度、职业、参加医疗保险，$F=60.637$，$P < 0.001$。见表 5–39。

表 5–39　知识维度得分影响因素的多元线性回归分析

影响因素	未标准化系数		标准误	标准化系数	t	P
	B			Beta		
常量	43.501		3.906		11.136	0.000
性别	0.862		0.623	0.046	1.384	0.167
年龄（岁）	−3.736		0.370	−0.616	−3.105	0.347
婚姻状况	1.982		0.336	0.222	5.896	0.000
文化程度	1.639		0.565	0.179	2.904	0.004
职业	−0.426		0.169	−0.093	−2.520	0.012
家庭年收入（万元）	0.187		0.323	0.023	0.579	0.563
参加医疗保险	−1.644		0.443	−0.160	−3.716	0.000
是否患有慢病	−1.127		1.142	−0.038	−0.987	0.324
自评健康状况	0.641		0.430	0.059	1.491	0.137

（3）态度维度影响因素的多元线性回归分析　以中医药健康素养态度维度总得分为因变量，基于单因素分析结果中有统计学意义（$P < 0.05$）的因素，如年龄、文化程度、职业、家庭年收入、参加医疗保险作为自变量，进行多元线性回归分析。结果显示，影响居民中医药健康素养态度维度得分的重要因素有文化程度、职业、家庭年收入，$F=15.898$，$P < 0.001$。见表 5-40。

表 5-40　态度维度得分影响因素的多元线性回归分析

影响因素	未标准化系数	标准误	标准化系数	t	P
	B		Beta		
常量	29.195	1.580		18.482	0.000
年龄（岁）	−0.610	0.183	−0.261	−3.325	0.301
文化程度	0.639	0.305	0.181	2.097	0.037
职业	−0.306	0.092	−0.173	−3.321	0.001
家庭年收入（万元）	−0.501	0.176	−0.160	−2.853	0.005
参加医疗保险	−0.297	0.240	−0.075	−1.238	0.217

（4）行为维度影响因素的多元线性回归分析　以中医药健康素养行为维度总得分为因变量，基于单因素分析结果中有统计学意义（$P < 0.05$）的因素，如性别、年龄、婚姻状况、职业、参加医疗保险作为自变量，进行多元线性回归分析。结果显示，影响居民中医药健康素养行为维度得分的重要因素有性别、婚姻状况、职业，$F=12.639$，$P < 0.001$。见表 5-41。

表 5-41　行为维度得分影响因素的多元线性回归分析

影响因素	未标准化系数	标准误	标准化系数	t	P
	B		Beta		
常量	18.233	0.796		22.914	0.000
性别	3.155	0.293	0.476	10.763	0.000
年龄（岁）	−0.168	0.128	−0.077	−1.315	0.189
婚姻状况	0.497	0.159	0.155	3.125	0.002
职业	−0.254	0.078	−0.155	−3.249	0.001
参加医疗保险	−0.115	0.197	−0.031	−0.585	0.559

（三）基于 3 市的调查

1. 居民中医药健康素养各维度相关性分析　根据居民中医药健康素养总分及三个维度的得分进行皮尔逊（Pearson）相关性分析，计算两两之间的相关系数。结果显示，总体素养水平与知识维度的相关系数是 0.699，与态度维度的相关系数是 0.814，与行为维度的相关系数是 0.742；知识和态度维度、知识和行为维度、行为和态度维度之间的相关系数分别为 0.386、0.166、0.494。各维度之间均呈正相关关系（均 $P < 0.01$），详见表 5-42。

表 5-42　居民中医药健康素养得分的相关性分析

维度	知识	态度	行为	整体
知识	1			
态度	0.386**	1		
行为	0.166**	0.494**	1	
总体水平	0.699**	0.814**	0.742**	1

注：** 表示在 0.01 级别（双尾），相关性显著。

2. 居民中医药健康素养水平的单因素分析　分别以中医药健康素养总得分、知识维度得分、态度维度得分、行为维度得分为因变量，以调查对象所在地区、性别、年龄、现居地、文化程度、婚姻状况、就业状况、职业、参加保险数量、家庭常住人口、家庭月收入、有无慢病、自评健康状况、宣传方式、宣传场所、提供中医药服务情况、老年人接受中医药健康管理服务情况、接受儿童中医药健康指导情况、谈论频率、家人接受中医药健康服务情况为自变量进行单因素分析。结果如下：不同地区、性别、现居地、文化程度、就业状况、职业、参加保险数量、家庭常住人口、家庭月收入、自评健康状况、宣传方式、宣传场所、提供中医药服务、老年人接受中医药健康管理服务情况、接受儿童中医药健康指导情况、谈论频率、家人接受中医药健康服务情况之间，在总体素养水平得分差异上均具有统计学意义（$P < 0.05$）；不同地区、性别、现居地、文化程度、婚姻状况、就业状况、职业、参加保险数量、家庭月收入、自评健康状况、宣传方式、提供中医药服务情况、老年人接受中医药健康管理服务情况、接受儿童中医药健康指导情况、谈论频率、家人接受中医药健康服务情况之间，在知识维度得分差异上均具有统计学意义（$P < 0.05$）；不同地区、性别、年龄、现居地、文化程度、婚姻状况、就业状况、职业、家庭常住人口、家庭月收入、自评健康状况、宣传方式、宣传场所、提供中医药服务情况、老年人接受中医药健康管理服务情况、接受儿童中医药健康指导情况、谈论频率、家人接受中医药健康服务情况之间，在态度维度得分差异上均具有统计学意义（$P < 0.05$）；不同地区、现居地、文化程度、就业状况、职业、参加保险数量、家庭常住人口、有无慢病、自评健康状况、宣传方式、宣传场所、提供中医药服务情况、老年人接受中医药健康管理服务情况、接受儿童中医药健康指导情况、谈论频率、家人接受中医药健康服务情况之间，在行为维度得分差异上均具有统计学意义（$P < 0.05$）。详见表 5-43。

表 5-43　居民中医药健康素养得分的单因素方差分析

因素	人数	整体	知识	态度	行为
地区					
南昌	360	62.53 ± 13.95	17.49 ± 6.87	27.59 ± 5.97	17.45 ± 6.81
吉安	254	54.12 ± 19.49	13.22 ± 8.01	24.63 ± 7.67	16.28 ± 8.68
赣州	207	60.12 ± 16.57	15.26 ± 7.92	26.56 ± 6.17	18.30 ± 7.74
χ^2		26.379	47.155	23.951	7.637
P		0.000	0.000	0.000	0.022
性别					
男	312	57.82 ± 18.00	14.36 ± 7.54	25.62 ± 7.08	17.84 ± 9.11
女	509	60.24 ± 15.57	16.37 ± 7.73	26.90 ± 6.62	16.96 ± 6.67
χ^2		4.111	13.349	7.13	2.294
P		0.043	0.000	0.008	0.130
年龄					
15 ~ 25	201	57.10 ± 16.49	15.19 ± 7.74	25.23 ± 6.85	16.67 ± 7.44
26 ~ 35	276	60.57 ± 16.62	16.23 ± 7.91	26.41 ± 6.74	17.93 ± 7.92
36 ~ 45	184	60.70 ± 15.20	15.93 ± 7.25	27.43 ± 6.08	17.35 ± 7.35
46 ~ 55	108	58.27 ± 18.58	15.06 ± 8.03	26.53 ± 7.44	16.68 ± 7.91
≥ 56	52	58.54 ± 15.78	13.93 ± 6.73	27.21 ± 5.91	17.40 ± 8.18
χ^2		1.756	1.421	2.821	0.98
P		0.136	0.225	0.024	0.418
现居地					
城市	491	60.74 ± 16.17	16.36 ± 7.73	26.63 ± 6.28	17.74 ± 7.83
镇	146	61.11 ± 14.39	15.41 ± 7.42	27.05 ± 6.00	18.65 ± 7.30
乡村	184	54.12 ± 18.17	13.75 ± 7.63	25.33 ± 8.11	15.03 ± 7.19
χ^2		12.042	7.838	3.326	11.329
P		0.000	0.000	0.036	0.000
文化程度					
不识字或识字很少	9	42.82 ± 34.63	6.22 ± 5.58	18.08 ± 14.85	18.51 ± 14.80
小学	11	48.85 ± 16.66	11.86 ± 5.15	21.53 ± 5.01	15.46 ± 8.29
初中	93	53.26 ± 13.39	11.72 ± 5.95	25.41 ± 5.88	16.13 ± 7.27
高中/中专/职高	118	58.70 ± 16.12	13.48 ± 8.02	25.69 ± 7.34	19.54 ± 7.29
大专/本科	375	59.22 ± 16.54	15.84 ± 7.15	26.53 ± 6.85	16.85 ± 8.18
硕士及以上	215	63.67 ± 15.63	18.63 ± 7.95	27.65 ± 5.48	17.39 ± 6.55
χ^2		39.838	89.756	22.405	17.284
P		0.000	0.000	0.000	0.004
婚姻状况					
未婚	376	59.34 ± 17.72	16.47 ± 8.10	25.96 ± 6.96	16.91 ± 7.79
已婚，并与配偶一同居住	330	59.70 ± 15.62	15.05 ± 7.61	27.07 ± 6.23	17.58 ± 7.61

续表

因素	人数	整体	知识	态度	行为
已婚，但因职业等原因与配偶暂时没有生活在一起	94	59.62 ± 14.93	15.03 ± 6.48	26.65 ± 6.91	17.94 ± 7.76
离异	12	55.98 ± 11.75	11.80 ± 4.50	25.84 ± 4.58	18.34 ± 6.22
丧偶	9	45.78 ± 19.20	10.92 ± 5.96	19.98 ± 9.20	14.88 ± 8.00
χ^2		1.683	3.334	3.392	0.786
P		0.152	0.010	0.009	0.535
就业状况					
在业	499	59.32 ± 17.10	15.65 ± 7.74	26.56 ± 6.87	17.10 ± 8.09
离退休	48	58.37 ± 12.59	12.39 ± 5.60	25.34 ± 7.36	20.65 ± 6.42
在校学生	205	62.67 ± 14.54	17.40 ± 7.67	27.36 ± 5.43	17.91 ± 6.75
无业	57	53.94 ± 13.69	13.05 ± 6.32	25.05 ± 5.48	15.83 ± 6.99
失业	12	31.54 ± 21.54	8.00 ± 9.77	14.94 ± 10.29	8.60 ± 5.64
χ^2		12.767	9.738	25.287	29.874
P		0.000	0.000	0.000	0.000
职业					
公务员/事业单位工作人员	91	62.74 ± 15.54	14.90 ± 6.68	27.89 ± 6.80	19.95 ± 8.57
教师	98	63.15 ± 14.93	16.71 ± 7.52	28.17 ± 5.17	18.26 ± 8.15
医务工作人员	84	63.02 ± 14.92	17.35 ± 7.80	26.86 ± 6.55	18.82 ± 7.33
学生	197	63.09 ± 14.10	17.53 ± 7.57	27.53 ± 5.20	18.02 ± 6.59
自由职业者（如作家/艺术家/摄影师/导游等）	62	61.40 ± 12.33	14.63 ± 7.33	27.62 ± 6.14	19.15 ± 7.70
家庭主妇/主夫	28	56.95 ± 14.07	14.14 ± 6.81	26.10 ± 5.08	16.70 ± 7.07
农民	21	50.35 ± 18.48	10.72 ± 5.03	22.69 ± 9.08	16.94 ± 7.74
工人	40	56.57 ± 16.10	13.27 ± 6.07	25.47 ± 6.38	17.83 ± 8.93
其他企业人员	134	54.83 ± 18.20	15.17 ± 8.21	25.41 ± 7.01	14.25 ± 6.78
其他	66	45.64 ± 19.49	12.38 ± 8.70	20.69 ± 8.75	12.58 ± 6.99
χ^2		69.518	44.564	58.813	62.833
P		0.000	0.000	0.000	0.000
参加保险数量					
无	54	49.59 ± 22.37	12.80 ± 9.07	23.67 ± 9.37	13.12 ± 8.02
1~2份	708	59.86 ± 15.57	15.62 ± 7.57	26.67 ± 6.36	17.57 ± 7.54
3份及以上	59	61.76 ± 19.24	18.08 ± 7.48	25.82 ± 7.39	17.87 ± 8.25
χ^2		16.279	6.689	4.043	8.728
P		0.000	0.001	0.132	0.000
家庭常住人口					
3人及以下	320	56.96 ± 18.31	15.11 ± 8.33	25.47 ± 7.13	16.38 ± 8.35

续表

因素	人数	整体	知识	态度	行为
4～6人	445	60.67 ± 15.49	15.83 ± 7.47	26.94 ± 6.39	17.90 ± 7.23
7人及以上	56	62.08 ± 12.39	16.65 ± 5.73	27.67 ± 6.09	17.76 ± 6.92
χ^2		7.643	3.202	5.577	8.332
P		0.022	0.202	0.004	0.016
家庭月收入					
2000 元以下	11	39.98 ± 29.45	6.15 ± 4.96	17.72 ± 13.00	16.10 ± 12.18
2000～5000 元	187	58.05 ± 15.47	14.99 ± 7.48	26.61 ± 6.70	16.45 ± 7.69
5000～8000 元	284	61.60 ± 15.84	16.24 ± 7.46	26.95 ± 6.17	18.41 ± 7.42
8000～11000 元	163	58.36 ± 14.71	15.22 ± 7.38	26.28 ± 6.11	16.86 ± 7.55
11000 以上	176	59.09 ± 18.49	16.19 ± 8.41	26.02 ± 7.19	16.88 ± 7.83
χ^2		15.021	5.368	5.395	8.23
P		0.005	0.000	0.000	0.083
有无慢病					
是	79	62.69 ± 13.23	14.21 ± 6.04	27.62 ± 6.32	20.87 ± 8.13
否	742	58.96 ± 16.85	15.76 ± 7.86	26.29 ± 6.74	16.92 ± 7.55
χ^2		3.635	3.384	2.815	19.254
P		0.057	0.066	0.094	0.000
自评健康状况					
好	169	64.86 ± 16.54	15.56 ± 7.70	27.58 ± 7.04	21.71 ± 8.25
比较好	323	62.22 ± 13.51	16.93 ± 7.18	27.55 ± 5.42	17.74 ± 7.08
一般	283	54.01 ± 17.98	14.53 ± 8.28	24.81 ± 7.17	14.67 ± 6.67
比较差	36	55.19 ± 11.30	14.00 ± 5.84	25.29 ± 7.74	15.90 ± 5.95
差	10	37.21 ± 19.11	10.09 ± 7.45	19.65 ± 8.27	7.48 ± 7.60
χ^2		77.353	21.629	36.562	98.63
P		0.000	0.000	0.000	0.000
宣传方式					
有	659	62.35 ± 13.98	16.41 ± 7.13	27.10 ± 6.07	18.84 ± 6.90
没有	656	51.36 ± 17.43	14.07 ± 8.94	25.21 ± 6.33	12.08 ± 7.94
不知道	58	38.91 ± 22.54	9.11 ± 8.41	20.71 ± 10.46	9.08 ± 6.58
χ^2		89.204	40.678	25.467	83.893
P		0.000	0.000	0.000	0.000
宣传场所					
有	334	65.75 ± 13.19	15.88 ± 7.15	28.39 ± 5.65	21.47 ± 6.76
没有	333	56.99 ± 15.13	15.96 ± 7.33	25.87 ± 5.90	15.16 ± 6.94
不知道	154	50.42 ± 20.34	14.24 ± 9.43	23.31 ± 8.78	12.87 ± 6.77
χ^2		97.34	3.624	57.805	110.956
P		0.000	0.163	0.000	0.000

提供中医药服务情况

因素	人数	整体	知识	态度	行为
有	460	64.69 ± 13.25	16.47 ± 7.32	28.20 ± 5.32	20.02 ± 6.92
没有	154	54.30 ± 16.67	14.74 ± 6.91	24.42 ± 7.07	15.14 ± 7.08
不知道	207	51.12 ± 19.18	14.33 ± 8.86	23.94 ± 7.91	12.85 ± 7.22
χ^2		95.786	7.696	63.305	83.223
P		0.000	0.021	0.000	0.000
老年人接受中医药健康管理服务情况					
有	282	64.16 ± 13.07	14.85 ± 6.71	27.92 ± 5.80	21.39 ± 7.12
没有	327	59.32 ± 15.26	17.10 ± 7.52	26.20 ± 6.13	16.02 ± 6.69
不知道	212	52.87 ± 20.16	14.32 ± 8.86	24.74 ± 8.12	13.81 ± 7.50
χ^2		41.7	21.481	21.413	117.354
P		0.000	0.000	0.000	0.000
接受儿童中医药健康指导情况					
有	224	64.63 ± 13.31	14.53 ± 6.83	28.33 ± 5.27	21.77 ± 7.32
没有	382	59.56 ± 14.96	16.94 ± 7.33	26.16 ± 6.37	16.46 ± 6.68
不知道	215	53.36 ± 20.09	14.37 ± 8.84	24.88 ± 8.04	14.12 ± 7.70
χ^2		36.762	25.769	25.371	103.29
P		0.000	0.000	0.000	0.000
谈论频率					
总是	68	67.60 ± 12.73	13.56 ± 6.96	29.12 ± 4.57	24.92 ± 7.66
经常	140	66.33 ± 12.94	15.82 ± 7.17	27.80 ± 5.70	22.71 ± 5.95
有时	236	62.01 ± 12.93	16.20 ± 7.33	26.92 ± 6.16	18.88 ± 5.82
很少	299	58.61 ± 14.55	17.27 + 7.37	26.60 ± 5.87	14.74 ± 5.56
从不	78	34.08 ± 18.16	8.81 ± 7.91	19.33 ± 9.51	5.94 ± 4.89
χ^2		171.767	74.172	64.077	321.989
P		0.000	0.000	0.000	0.000
家人接受中医药健康服务情况					
会	597	63.98 ± 13.58	16.85 ± 7.41	28.35 ± 4.92	18.78 ± 7.13
不会	135	50.23 ± 14.36	13.60 ± 6.38	21.90 ± 7.05	14.73 ± 7.16
不知道	89	41.85 ± 20.27	10.29 ± 8.74	20.29 ± 9.19	11.27 ± 8.20
χ^2		158.649	51.029	147.382	51.479
P		0.000	0.000	0.000	0.000

3. 居民中医药健康素养水平的多因素分析

（1）居民中医药健康素养总水平影响因素的多元线性回归分析　将居民中医药健康素养总得分作为因变量，在单因素方差分析结果中有统计学意义

（P < 0.05）的因素（地区、性别、现居地、文化程度、就业状况、从事职业、参加保险数量、家庭常住人口、家庭月收入、自评健康状况、宣传方式、宣传场所、提供服务、老年人接受中医药健康管理服务、接受儿童中医药健康指导、谈论频率、家人接受中医药健康服务）作为自变量进行多元线性回归分析。结果显示，影响居民中医药健康素养总水平的重要因素有文化程度、家庭常住人口、自评健康状况、宣传方式、提供服务，F=39.164，P < 0.001。详见表 5-44。

表 5-44　中医药健康素养总水平影响因素的多元线性回归分析

影响因素	B 值	SE 值	Beta	t	P
（常量）	80.897	4.139		19.546	0.000
地区	−0.773	0.55	−0.038	−1.407	0.160
性别	1.922	0.992	0.056	1.936	0.053
现居地	−0.626	0.585	−0.031	−1.07	0.285
文化程度	2.74	0.478	0.175	5.735	0.000
就业状况	0.019	0.405	0.001	0.046	0.963
从事职业	−0.605	0.161	−0.108	−3.764	0.000
参加保险数量	2.156	1.201	0.048	1.795	0.073
家庭常住人口	2.675	0.742	0.096	3.606	0.000
家庭月收入	−0.941	0.449	−0.062	−2.093	0.037
自评健康状况	−2.374	0.531	−0.126	−4.467	0.000
宣传方式	−5.429	0.837	−0.19	−6.49	0.000
宣传场所	−1.703	0.689	−0.076	−2.473	0.014
提供服务	−2.042	0.58	−0.104	−3.522	0.000
老年人接受中医药健康管理服务	0.049	0.719	0.002	0.068	0.946
接受儿童中医药健康指导	−1.15	0.752	−0.051	−1.53	0.126
谈论频率	−2.147	0.516	−0.142	−4.164	0.000
家人接受中医药服务	−7.298	0.709	−0.297	−10.293	0.000

（2）知识维度影响因素的多元线性回归分析　将居民中医药健康素养中知识维度的得分作为因变量，在单因素方差分析结果中有统计学意义（P < 0.05）的因素（地区、性别、现居地、文化程度、婚姻状况、就业状况、职业、参加保险数量、家庭月收入、自评健康状况、宣传方式、提供服务、老年人接受中医药健康管理服务、接受儿童中医药健康指导、谈论频率、家人接受中医药健康服务）作为自变量进行多元线性回归分析。结果显示，影响居民中医药健康素养知识维度得分的重要因素有性别、现居地、文化程度、参加保险数量、饮酒状况、宣传方式、谈论频率、家人接受中医药服务，F=16.288，P < 0.001。见表 5-45。

表5-45　知识维度影响因素的多元线性回归分析

影响因素	B值	SE值	Beta	t	P
（常量）	9.605	2.469		3.89	0.000
地区	−0.531	0.303	−0.056	−1.753	0.080
性别	1.224	0.547	0.077	2.239	0.025
现居地	−0.83	0.318	−0.089	−2.612	0.009
文化程度	1.725	0.281	0.236	6.135	0.000
婚姻状况	0.035	0.328	0.004	0.107	0.915
就业状况	0.154	0.227	0.022	0.677	0.499
从事职业	−0.078	0.088	−0.03	−0.885	0.376
参加保险数量	1.872	0.668	0.09	2.804	0.005
家庭月收入	−0.254	0.241	−0.036	−1.056	0.291
自评健康状况	−0.625	0.291	−0.071	−2.147	0.032
宣传方式	−3.226	0.454	−0.242	−7.102	0.000
提供服务	−0.295	0.313	−0.032	−0.942	0.346
老年人中医药健康管理服务	0.01	0.397	0.001	0.025	0.980
儿童中医药健康指导	−0.051	0.415	−0.005	−0.124	0.902
谈论频率	0.699	0.282	0.099	2.482	0.013
家人接受中医药服务	−2.297	0.393	−0.2	−5.838	0.000

（3）态度维度影响因素的多元线性回归分析　将居民中医药健康素养中态度维度的得分作为因变量，在单因素方差分析结果中有统计学意义（$P < 0.05$）的因素（地区、性别、年龄、现居地、文化程度、婚姻状况、就业状况、从事职业、家庭常住人口、家庭月收入、自评健康状况、宣传方式、宣传场所、提供服务、老年人接受中医药健康管理服务、接受儿童中医药健康指导、谈论频率、家人接受中医药健康服务）作为自变量进行多元线性回归分析。结果显示，影响居民中医药健康素养态度维度得分的重要因素有文化程度、从事职业、家庭常住人口、自评健康状况、宣传场所、提供服务、儿童中医药健康指导、家人接受中医药服务，$F=22.809$，$P < 0.001$。详见表5-46。

表5-46　态度维度影响因素的多元线性回归分析

影响因素	B值	SE值	Beta	t	P
（常量）	33.999	2.289		14.852	0.000
地区	−0.265	0.246	−0.032	−1.078	0.282
性别	0.701	0.444	0.051	1.578	0.115
年龄	0.374	0.201	0.065	1.863	0.063
现居地	0.278	0.262	0.034	1.062	0.289
文化程度	0.824	0.236	0.13	3.488	0.001

影响因素	B 值	SE 值	Beta	t	P
婚姻状况	0.483	0.295	0.058	1.636	0.102
就业状况	0.106	0.188	0.018	0.567	0.571
从事职业	−0.272	0.071	−0.12	−3.823	0.000
家庭常住人口	1.063	0.33	0.094	3.219	0.001
家庭月收入	−0.337	0.197	−0.055	−1.712	0.087
自评健康状况	−0.739	0.236	−0.097	−3.128	0.002
宣传方式	−0.779	0.371	−0.067	−2.1	0.036
宣传场所	−0.869	0.307	−0.096	−2.835	0.005
提供服务	−0.81	0.258	−0.102	−3.134	0.002
老年人中医药健康管理服务	0.321	0.32	0.037	1.003	0.316
儿童中医药健康指导	−0.83	0.336	−0.091	−2.472	0.014
谈论频率	−0.21	0.23	−0.034	−0.915	0.360
家人接受中医药服务	−3.485	0.32	−0.35	−10.878	0.000

（4）行为维度影响因素的多元线性回归分析　将居民中医药健康素养中行为维度的得分作为因变量，在单因素方差分析结果中有统计学意义（$P < 0.05$）的因素（地区、现居地、文化程度、就业状况、职业、参加保险数量、家庭常住人口、自评健康状况、有无慢病、自评健康状况、宣传方式、宣传场所、提供服务、老年人接受中医药健康管理服务、接受儿童中医药健康指导、谈论频率、家人接受中医药健康服务）作为自变量进行多元线性回归分析。结果显示，影响居民中医药健康素养行为维度得分的重要因素有从事职业、家庭常住人口、自评健康状况、宣传方式、宣传场所、提供服务、谈论频率、家人接受中医药健康服务，$F=48.273$，$P < 0.001$。详见表 5-47。

表 5-47　态度维度影响因素的多元线性回归分析

影响因素	B 值	SE 值	Beta	t	P
（常量）	35.819	1.941		18.456	0.000
地区	0.052	0.24	0.006	0.218	0.828
现居地	−0.048	0.251	−0.005	−0.189	0.850
文化程度	0.088	0.204	0.012	0.433	0.665
就业状况	0.144	0.177	0.021	0.813	0.417
从事职业	−0.274	0.07	−0.105	−3.933	0.000
参加保险数量	0.631	0.531	0.03	1.187	0.235
家庭常住人口	0.967	0.321	0.075	3.009	0.003
有无慢病	−0.614	0.695	−0.024	−0.883	0.378
自评健康状况	−0.997	0.234	−0.113	−4.265	0.000
宣传方式	−1.514	0.369	−0.114	−4.107	0.000

续表

影响因素	B 值	SE 值	Beta	t	P
宣传场所	−1.234	0.303	−0.119	−4.072	0.000
提供服务	−0.787	0.256	−0.087	−3.08	0.002
老年人中医药健康管理服务	−0.527	0.316	−0.053	−1.667	0.096
儿童中医药健康指导	−0.377	0.33	−0.036	−1.144	0.253
谈论频率	−2.619	0.228	−0.373	−11.482	0.000
接受服务	−1.111	0.313	−0.097	−3.553	0.000

第二节 讨论与结论

一、基于 15 市的影响因素分析结果的讨论

（一）一般人口学和家庭特征分析

调查结果显示，女性被调查对象人数多于男性，非农业人口多于农业人口，年龄 ≤ 44 周岁及学历为本专科及以上的调查对象占比较小，农民、无业、其他职业的调查对象占比较大，可能是本研究的调研方式为工作日入户调研，导致研究对象存在选择偏倚。超重、肥胖的调查对象分别占比 26.15%、7.09%，提示江西省居民需要加强运动，培养良好的生活方式。2013 年，我国居民慢性病患病率为 24.52%，本研究的 1480 位调查对象慢性病患病率为 27.09%，高于 2013 年我国居民慢性病患病率，提示江西省需要加大慢性病的防控力度。调查居民基本医疗保险覆盖率为 93.65%，目前我国居民基本医疗保险覆盖率超过 95%，调查显示江西省基本医疗保险覆盖率低于全国，可能存在报告偏倚。只有 12.64% 的被调查居民购买了商业保险，《"十三五"卫生与健康规划》鼓励个人通过参加商业保险及补充保险以解决基本医疗保险之外的需求，但目前被调查居民购买商业保险及补充保险的意识还不强，后期需要不断加强政策引导，积极培育商业保险市场，开发多样化的保险产品，满足不同人群的健康保险需求。大部分调查对象认为自己的家庭氛围非常和睦，居民的家庭氛围较好。73.64% 的居民对居住环境比较满意，26.36% 的居民不是特别满意，提示江西省居民的居住环境需要改善。

（二）江西省居民中医药健康素养现状和影响因素分析

1. 江西省居民中医药健康素养现状　研究结果显示，江西省居民整体中

医药健康素养具备率为 7.57%，其中知识型、信念型、行为型中医药健康素养具备率分别为 14.05%、23.04%、17.91%。江西省居民中医药健康素养较低，可能与中医药科普知识宣传不到位有关，提示江西省需要加大中医药健康促进活动的开展力度。

2. 江西省居民中医药健康素养的影响因素分析

（1）整体中医药健康素养的影响因素 研究结果显示，家庭人口数、性别、文化程度、家庭氛围、居住环境是整体素养的影响因素，同时也是部分维度的影响因素。

家庭人口数越多，居民具备整体素养、知识型素养、行为型素养的可能性越小，与同类研究结果一致，可能是家庭人口数小，经济压力也相对较小，居民能够追求更好的有利于健康的生活条件和生活方式，家庭成员之间也有时间和兴致互相传播中医药健康知识，但家庭人口数不是信念型素养的影响因素。

性别是整体素养的影响因素，从三维度素养看，性别是行为型素养的影响因素，女性具备整体素养及行为型素养的可能性高于男性。有数据显示，我国成年男性吸烟率高达 52.9%，女性为 2.4%；我国男性、女性饮酒率分别约为 60%、10%，可能是不同性别具有不同的生活习惯。

文化程度是整体素养的影响因素，与同类研究结果一致，从三维度素养看，文化程度是知识型素养的影响因素。本专科及以上居民具备整体素养和知识型素养的可能性高于小学及以下居民，文化程度高的人通常具有丰富的中医药健康知识储备和较强的学习能力，获取健康信息的途径广泛，对健康信息的鉴别能力和灵活运用能力较强。

家庭氛围是整体素养的影响因素，家庭氛围越好，具备整体素养的可能性越高。家庭氛围包括家庭成员的文化素养、行为习惯、生活态度、思想境界等方面，家庭氛围融洽，家庭成员的文化素养、生活态度及思想境界就越高，更有意愿主动获取中医药健康知识，追求更健康的生活方式。Sedighi 等人研究发现，父母通过营造一种贯穿健康知识学习与测试的家庭氛围，儿童的健康素养得到显著提高。可见家庭成员之间相处和谐，更有利于中医药健康知识的传播，相反，家庭氛围差，家庭成员之间缺少相互关怀与沟通，也缺乏对健康知识交流学习的兴趣，影响身心健康。

居住环境是整体素养的影响因素，从三维度素养看，居住环境还是信念型素养和行为型素养的影响因素。居住环境越好，具备信念型素养和行为型素养的可能性就越大。环境因素、生物遗传因素、心理和行为方式、卫生服务因素是影响健康的四大因素，居住环境属于环境的范畴。严丽萍 2012 年的一项研究显示，垃圾集中处理可以提高居民的健康素养，印证了居住环境与素养的关联性。居住环境既体现在住宅面积、装修层次等个人居住环境，也体现在与自身生活密切相关的公共卫生环境、公共设施等外部居住环境。环境行为学理论认为，人通过一定方式不断改变周边环境，同时人的行为和活动也因受到环境的制约和影响而发生变化，居住环境干净整洁，有助于认同感的产生，人们的信念和行为也会受到激励和鼓舞，向着积极的方向发展。

（2）对部分维度有显著影响的因素分析　研究结果显示，户口性质、年龄、商业保险情况对整体素养无显著影响，但对部分维度有显著影响。

城乡之间在经济发展水平、社会生活文化方面都有较大差异。周伙等人的研究发现，城市户口学生的健康素养高于农村户口的学生。本研究显示，户口性质不是整体素养的影响因素，从三维度来看，户口性质是知识型素养的影响因素。非农业户口具备知识型素养的可能性高于农业户口，可能是随着"中医中药中国行"的深入开展，城乡均加快了中医药健康文化宣传和推广步伐，活动举办频率更高、覆盖面更广，缩小了中医药健康素养的城乡差距；也可能是网络的发展极大地丰富了人们的业余生活，各类养生文化节目受到居民的青睐，人们足不出户就能学到专业的中医药相关知识及技能。因此城乡之间信念型素养、行为型素养和整体素养无显著差异，但对于中医药知识，专业性相对较强，城乡居民的掌握程度仍然存在一定差异，提示对农村中医药健康知识的普及仍需要加强。

年龄是知识型素养、信念型素养的影响因素，≥60周岁的被调查居民具备知识型素养的可能性较16～44周岁的小，具备信念型素养的可能性较16～44周岁的大，可能是老年人受教育水平偏低，记忆力和活动能力也在下降，对新知识的理解能力及新事物的接受能力较弱，导致老年人的知识素养具备率显著低于青年人；但由于老年人身体机能较差，慢病患病率较高等特点，有较大的卫生服务需求，更加注重中医养生保健，因此老年人的信念型素养的具备率显著高于青年人。

商业保险是采用市场化的保障方式，参保人遵循完全自愿原则、权利和义务相对应原则，与保险公司签订合同，满足不同收入人群的差异化健康保障需求。现有文献鲜有将参与商业保险状况纳入中医药素养或健康素养的影响因素，本研究显示，商业保险情况不是整体素养的影响因素，但从三维度素养看，是信念型素养和行为型素养的影响因素，有商业保险的被调查居民具备信念型素养和行为型素养的可能性比无商业保险的居民大。被调查居民商业保险的参保率仅为12.64%，江西省居民商业保险意识相对薄弱，但购买商业保的居民有较强的健康保障意识和经济基础，更相信中医药在提升健康水平中的作用，也更愿意寻求提升自身健康素质的行为和生活方式。

（3）对整体素养和三维度素养均无显著影响的因素分析　婚姻状况、职业类型、体质指数、慢病患病情况、人均月收入、参加的社会保险类型对整体素养和三维度素养均无显著影响。这与郭明坚、张秋实等人的研究结果一致，但与张娜等人的研究结果不同，可能是这些因素不同的居民中医药健康素养水平本身就无显著差异，也有可能是抽样误差、地区差异或者研究变量分类标准不统一导致，有待后期的进一步验证。但值得注意的是，不同慢病情况的被调查居民中医药健康素养无差异，即有慢病的人并未因为自身有慢病而去学习健康保健知识、注意良好的生活习惯，提示需要加大对慢病患者的健康宣教力度，改变其不良态度和行为。

（三）江西省居民健康相关生命质量现状和影响因素分析

1. 江西省居民健康相关生命质量现状　被调查居民自评健康状况平均得分为（85.44±20.10）分，高于第五次国家卫生服务调查中我国居民自评健康得分的80.9分，但低于沈阳、北京、成都和南京几个地区城乡居民自评健康得分的（88.0±10.61）分。被调查居民平均健康效用值为0.9140±0.137，低于吉林省的（0.959±0.124）分，也低于陕西省城市居民的0.9569分和农村居民的0.9483分，江西省居民的健康相关生命质量有待提高。

2. 江西省居民健康相关生命质量的影响因素分析

（1）对健康效用值和部分EQ-5D维度均有显著影响的因素分析　年龄、慢病患病情况、人均月收入、文化程度、职业类型、家庭氛围、居住环境对健康效用值和部分EQ-5D维度均有显著影响。

年龄对健康效用值有显著影响，从五维度来看，年龄是行动能力、自我照顾能力、疼痛/不适感的影响因素。以16～44周岁为参照，60周岁及以上的被调查居民行动能力、自我照顾能力、疼痛/不适感有问题的可能性较高；45～59周岁的被调查居民在疼痛/不适感有问题的可能性较高，行动能力和自我照顾能力方面与其无差异；Tobit回归也提示45周岁及以上被调查居民的健康效用值低于16～44周岁。说明年龄增大，健康相关生命质量降低，在各维度有问题的可能性也变大，与相关研究结果一致。诸多方面导致中老年人生命质量处于一个较低水平，生理方面，随着年龄增长，人体生理机能在不断退化，中老年人需要面对与年龄有关的感官功能和活动功能障碍，以及诸如高血压、糖尿病和肌肉骨骼疾病等慢性病带来的困扰；心理和社会方面，中年人正面临赡养老人和培养孩子的巨大生活压力及转型困难的工作压力；独生子女问题也使得"空巢老人""失独老人"等一些特殊老年人群已经形成，这些老人常有焦虑抑郁症状；还有一些临近/已经离退休的老人因无法适应生活节奏、社会地位、人际交往等方面发生的变化，而出现情绪上的消沉。提示我们需要关注中老年人群的身心健康。

慢病患病情况对健康效用值有显著影响，从五维度来看，慢病患病情况是行动能力、自我照顾能力、日常活动能力、疼痛/不适感、焦虑/抑郁感的影响因素，无慢病相对有慢病的居民在健康效用值和EQ-5D五维度上都有较好的结果，与相关研究结果一致。慢病是一种病程长且迁延难愈的疾病，会带来多种并发症和不良情绪，具有较高的致残率和致死率，严重影响人们的生命质量。国外的一项研究表明，≥45岁人群中有超过90%的人会在余生发生慢病，而已患慢病的人群中，至少有1/3随后被诊断出患有多重慢病。2018年我国老龄化水平已达到17.88%，预计到2025年，老年人口数将达到3亿人，而我国老年人慢病患病率高达71.8%。由此可见，我国慢病防控工作面临严峻考验，要提高全民生命质量，慢病患者的健康状况首先要得到保障。前文也提到江西省居民慢病患病率高于全国，有慢病的居民在对中医药的态度以及健康行为上并没有表现得更好，因此对江西来说，慢病患者是需要重点关注的人群。

人均月收入对健康效用值有显著影响，从五维度来看，人均月收入是行动能力、日常活动能力、焦虑/抑郁感的影响因素，与相关研究结果一致。收入高的研究对象健康效用值较高，在行动能力、日常活动能力和焦虑/抑郁上有问题的可能性较小。因为收入高的人有一定的健康资本积累，能够为健康和生命质量的提高承担更多的医疗保健支出，健康状况相对较好；另外收入高的人往往意味着较高的社会地位和社交能力，日常活动能力也较强，生命质量也因此较高。而低收入人群因为较低的社会地位，以及有限的医药卫生服务获得性而焦虑不安，因此低收入人群也是需要重点关注的对象。

文化程度对健康效用值有显著影响，从五维度来看，文化程度是日常活动能力的影响因素。与小学及以下文化程度相比，本专科及以上居民健康效用值更高，并且日常活动能力更好，高中/中专/职高及初中文化程度居民与其无差异，因为良好教育背景者的健康知识较为丰富，健康信息获取能力、社会适应和心理调节能力较强，有利于健康行为和健康心理状态的形成，生命质量随之提高。另外，这一人群人际交往能力和社会支持系统较好，日常活动能力也较优。

　　职业类型对健康效用值有显著影响，从五维度来看，职业类型是疼痛／不适感的影响因素。以机关企事业单位调查对象为参照，无业居民在健康效用值及疼痛／不适感维度显著低于机关企事业单位居民。农民及其他职业者相对机关企事业单位在健康效用值与五维度上无差异，一方面可能是无业的调查对象没有固定工作，自我价值难以实现，注意力过度集中于自身，夸大对自身健康状况的感受；另一方面与无业者经济水平及社会地位较低，在健康状况及生命质量的改善上缺乏相应的资源与途径有关。

　　家庭氛围对健康效用值有显著影响，从五维度来看，家庭氛围是焦虑／抑郁感的影响因素。家庭氛围越好，健康效用值越高，在焦虑／抑郁方面有问题的可能性较小。家庭氛围和谐美满，家庭成员能够获得充足的精神关怀和幸福感。郭芝廷等研究表明，精神关怀比物质帮助更有助于生命质量的提高，如果家庭成员间经常争吵，不仅会耗费精力，还会导致家庭氛围紧张，人们的情感无处安放，只能压抑在内心，久之就会产生焦虑情绪，甚至引发抑郁症并带来其他健康问题。

　　居住环境对健康效用值有显著影响，从五维度来看，居住环境为行动能力、自我照顾能力、日常活动能力、疼痛／不适感、焦虑／抑郁感的影响因素。居住环境好，居民在健康效用值和 EQ-5D 五维度上均有较好的表现，外部居住环境好，医疗卫生服务、文娱生活的可及性强，社区环境干净整洁，居民的医疗保健及精神生活需求得到满足，身心健康有所保障，生命质量较好；内部居住环境好，居家生活条件优越，能够体验到生活的乐趣，饮食睡眠情况也会得到改善，生活质量较高。

　　（2）对部分 EQ-5D 维度有显著影响的因素分析　性别和体质指数对健康效用值无显著影响，对部分 EQ-5D 维度有显著影响。

　　性别对健康效用值的影响不显著，但从五维度来看，性别是行动能力、焦虑／抑郁感的影响因素。女性居民行动能力有问题的可能性为男性居民的 0.352 倍，焦虑／抑郁感有问题的可能性是男性的 0.584 倍，说明女性在行动能力和焦虑／抑郁感上相对男性较好，可能与男性相对女性长期过多从事体力劳动，导致行动不便利，并且与男性面临的家庭责任与生活压力较大，缺乏有效的情绪宣泄方式有关。不同性别在自我照顾能力、日常活动能力、疼痛／不适方面没有差异。

　　体质指数对健康效用值无显著影响，从五维度来看，体质指数为行动能力、自我照顾能力的影响因素。以正常体重人群为参照，体重过轻在行动能力、自我照顾能力方面有问题的可能性较大，肥胖和超重群体在这两方面无差异。关于体质指数对生命质量的影响，现有研究给出了不同结论，有的表明相对于正常体重人群，超重和肥胖人群生命质量较差；有的表明相对于正常体重，超重与肥胖居民生命质量与其无差异；也有研究指出了肥胖者生命质量更高的"肥胖矛盾"现象。对此，众多学者从各个角度进行了解释，Dorner 等人认为是 BMI 指标的有效性及 BMI 分类标准的差异导致，因为 BMI 的分类未考虑性别、年龄、患病情况等因素，还有学者认为是研究样本中肥胖者所占比例过于悬殊导致，针对这一问题，还需要大量证据去证实。

（3）对居民健康效用值和 EQ-5D 五维度均无显著影响的因素分析 户口性质、家庭人口数、婚姻状况、参加社会保险类型、参加商业保险情况既不是居民健康效用值的影响因素，也不是 EQ-5D 五维度的影响因素。

户口性质对生命质量无显著影响，与同类研究结果一致，可能是近年来江西省城乡统筹发展速度较快、城乡差异正逐步缩小，从而减小了城乡之间生命质量的差异，但也有较多研究表明城市居民的生命质量高于农村居民。

婚姻状况方面，大多研究认为在婚者比丧偶者的生命质量高。本研究单因素分析结果显示不同婚姻状况居民在行动能力、日常活动、疼痛／不适方面有显著差异，但经多因素回归后，婚姻状况对生命质量无显著影响。这与多数文献研究结果不一致，可能是因为婚姻状况分组设计及样本的局限性，也可能是家庭其他成员或社会人员给予了离异／丧偶／分居者更多的精神与物质关怀，或者可能是离异／丧偶／分居者本身对婚姻观念有所改观，开始寻求更加积极向上的生活态度。

（四）中医药健康素养和健康相关生命质量的相关性分析

健康素养已经作为衡量地区公共卫生服务水平的重要指标被纳入各种规划文件，2019 年《国务院关于实施健康中国行动的意见》提出把提升健康素养作为增进全民健康的前提，到 2020 年居民健康素养具备率 ≥ 22%，实现健康素养人人有。

随着医学服务模式的转变，人们从只关心生理上的疾病转变为关注心理和社会适应上的良好状态，从只关心寿命长短，到努力提高生命质量，倡导积极健康观，提高生命质量已成为人类健康事业的重要课题。国内外对于健康素养与生命质量的关联性研究较少，还未有学者进行中医药健康素养与生命质量的相关性研究，现有研究更多集中在健康素养与健康结局指标之间的关联性研究，如健康素养与住院率、并发症发生率、住院时间、卫生服务利用、血糖、血压、骨密度之间的关系，大都证明健康素养与健康结局指标呈正相关，也有个别研究得出没有差异的结论。

Baker 健康素养模型也认为健康素养与健康产出之间有一定关联性。本研究结果显示，中医药健康素养和健康相关生命质量呈正相关，知识型素养、信念型素养、行为型素养提升，均对提高生命质量有正向积极作用，与同类研究结果一致。SChulzpj 等人的研究指出，高健康素养的人受教育程度、知识储备、就业率和收入水平更高，社会参与更积极，拥有更好的健康状态和幸福感；另外，居民依靠自身的阅读和沟通能力，通过不同途径获取中医药健康信息，并对所获取的中医药健康信息进行甄别、筛选、吸收、理解，转化为自身的中医药健康知识，进而转化为中医药健康信念，在中医药健康信念的驱使下，自身的行为生活方式向着积极的方向改变，即产生了正确的健康行为，例如合理膳食、坚持运动、充足睡眠、定期体检等，能够降低疾病发病率，改善身体状况，促进身体健康，从而影响健康结局，提高生命质量。虽然近年来国家和地方针对中医药出台了诸多扶持政策，中医药作为"五种资源"，还未得到充分挖掘，中医药健康素养是一种理解中医药知识、理念，并将其应用到生活中的能力，应该充分发挥其在提高人群生命质量中的作用。

研究结果显示，知识型素养、信念型素养、行为型素养与健康效用值的相关系数分别为 0.233、0.124、0.094，可以发现中医药健康素养与生命质量的相关系数较小，究其原因可能是中医药健康素养与生命质量之间还存在其他中介变量，日后的研究中需要深入研究中医药健康素养、中介变量、生命质量三者的关联性，明晰中医药健康素养如何通过中介变量来影响生命质量。另外，知识型素养、信念型素养、行为型素养与健康效用值的相关系数依次降低，根据 KAP 理论，可能是从知识到信念、从信念到行为的转换过程中出现了认知不协调，知－信－行之间未充分转化，导致信念型素养和行为型素养与健康效用值的相关系数较低。因此如何提高居民的中医药健康素养，如何促进知识、信念、行为这一路径的充分转化，对于提高生命质量也十分关键。

在方法学方面，本文选用 Spearman 相关系数法和 Tobit 回归研究中医药健康素养和健康相关生命质量的关系，这种方法虽然考虑到了健康效用值的天花板效应，也能得出中医药健康素养三维度与健康效用值的相关系数，但在更深层次的信息挖掘上略显不足，只能进行多因一果的研究。本文选用的 EQ-5D 健康相关质量测量工具有五个并列维度，除了计算整体健康效用值外，实际上五个维度均可分别作为一种单独的健康状态，在更深层次上可以研究中医药健康素养三维度与 EQ-5D 五维度之间的关联性，即研究知识型健康素养、信念型素养、行为型素养与行动能力、自我照顾能力、日常活动能力、疼痛／不适、焦虑／抑郁之间的相互作用关系，更微观地研究中医药健康素养与生命质量内在作用机制。结构方程模型整合了回归分析、探索性因子分析、路径分析等多种统计方法，能够检验显变量、潜变量、误差变量之间的关系，得到多个自变量和多个因变量之间的直接效用、间接效用。本研究曾试图利用AMOS结构方程模型研究中医药健康素养和生命质量之间的关联性，但得到的模型多个配适度指标未能达到标准，模型无法拟合，经多次修正模型仍未得到解释能力良好的结构方程模型，可能是本研究所用数据来自已有的课题研究，在指标选取上有一定限制，这也是本研究的一个局限性。

二、基于8市的影响因素分析结果的讨论

（一）一般人口学影响因素分析

1. 单因素分析结果 结果显示，性别、年龄、婚姻状况、文化程度、职业、家庭年收入、参加医疗保险、是否患有慢病以及自评健康状况是居民中医药健康素养的影响因素。影响知识维度的因素有性别、年龄、婚姻状况、文化程度、职业、家庭年收入、参加医疗保险、是否患有慢病以及自评健康状况（均$P < 0.05$）；影响态度维度的因素有年龄、文化程度、职业、家庭年收入、参加医疗保险（均$P < 0.05$）；影响行为维度的因素有性别、年龄、婚姻状况、职业、参加医疗保险（均$P < 0.05$）。

2. 多元回归分析结果 以中医药健康素养总得分为因变量，基于单因素分析结果中有统计学意义（$P < 0.05$）的因素，如性别、年龄、婚姻状况、文化程度、职业、家庭年收入、参加医疗保险、是否患有慢病以及自评健康状况作为自变量，进行多元线性回归分析。结果显示，影响居民中医药健康素养总得分的重要因素有婚姻状况、文化程度、职业、参加医疗保险，$F=41.082$，$P < 0.001$。

以中医药健康素养知识维度得分为因变量，基于单因素分析结果中有统计学意义（$P < 0.05$）的因素，如性别、年龄、婚姻状况、文化程度、职业、家庭年收入、参加医疗保险、是否患有慢病以及自评健康状况作为自变量，进行多元线性回归分析。结果显示，影响居民中医药健康素养知识维度得分的重要因素有婚姻状况、文化程度、职业、参加医疗保险，$F=60.637$，$P < 0.001$。

以中医药健康素养态度维度总得分为因变量，基于单因素分析结果中有统计学意义（$P < 0.05$）的因素，如年龄、文化程度、职业、家庭年收入、参加医疗保险作为自变量，进行多元线性回归分析。结果显示，影响居民中医药健康素养态度维度得分的重要因素有文化程度、职业、家庭年收入，

F=15.898，$P < 0.001$。

以中医药健康素养行为维度总得分为因变量，基于单因素分析结果中有统计学意义（$P < 0.05$）的因素，如性别、年龄、婚姻状况、职业、参加医疗保险作为自变量，进行多元线性回归分析。结果显示，影响居民中医药健康素养行为维度得分的重要因素有性别、婚姻状况、职业，F=12.639，$P < 0.001$。

（二）知识、态度、行为三维度关系分析

1. 三维度得分情况分析　江西省居民中医药健康素养知识、态度较积极，行为水平有待提高。通过对江西省居民中医药健康素养得分的调查，结果显示江西省居民中医药健康素养总平均得分为（81.76±13.03）分，其标准分为（71.10±12.00）分；知识平均得分为（34.94±9.26）分，其标准分为（69.89±15.35）分；态度平均得分为（25.17±3.56）分，其标准分为（83.90±15.91）分；行为平均得分为（21.64±3.31）分，其标准分为（59.84±14.93）分，居民中医药健康素养知识、态度得分均介于 60 ~ 85 分，即处于中等水平，而行为得分小于 60 分，处于较低水平。可见，居民对中医药健康素养知识、态度较积极，行为水平有待提高。居民中医药健康素养知识得分最高的条目是："A10.您知道运动对健康的好处包括保持合适的体重、预防慢性病、减轻心理压力、改善睡眠吗？"。这可能是因为运动产生的效果是大众自身切实感受明显的。得分最低的条目是："A13.您知道太极拳、八段锦、五禽戏、易筋经等是中医倡导的运动养生功法吗？"，得分第二低的条目是："您知道春季是一年中养护肝脏最好的时间吗？"。说明居民对稍微专业的中医理论知识认知程度较差，这也进一步反映出居民对中医药健康素养的认知水平大多停留在表面。居民中医药健康素养态度得分最高的条目是："B01.您愿意相信中医药吗？"；得分最低的条目是："B06.您愿意向家人或其他人推荐或介绍中医药相关知识吗？"。居民对中医药健康素养的态度整体水平较高，普遍认可中医药养生方法对防病治病、促进健康有着积极的作用。居民中医药健康素养行为得分整体较低，得分最低的条目是："C04.您有选择适宜的中医传统养生功法（如八段锦、太极剑、五禽戏、易筋经等传统养生功法）并坚持练习的行为吗？"。此结果与知识维度得分最低条目 A13 相对应，说明当居民对中医倡导的运动养生功法认知程度不高时，会直接影响居民采用中医传统养生功法提升自身健康的行为水平，同时也与知信行理论内涵一致，即知识作为行为的基础，当对健康知识的认知水平较低时，将影响健康行为无法实现。

2. 三维度相关性分析　居民中医药健康素养知识、态度及行为显著相关。

通过对居民中医药健康素养知识、态度、行为三个维度的得分相关性分析发现，居民中医药健康素养知识与态度、态度与行为、知识与行为均两两呈现显著正相关性，表明居民对中医药健康素养知识的了解程度越高，中医药健康素养越积极，最终对中医药健康素养行为的实践水平就越高。这与知信行理论内涵相符合，对知识的充分了解，并对其树立积极、正向的态度，最终方能形成正确的行为。

（三）显著影响居民中医药健康素养及各维度的因素分析

1. 婚姻状况的影响显著 结果显示，不同婚姻状况的居民在中医药健康素养总得分、知识维度均具有显著性差异（$P < 0.05$）。婚姻处于在婚状态的素养得分高，这可能主要与居民家庭文化素养、行为习惯、生活态度、思想境界等氛围有关。Sedighi 等人研究显示，父母通过营造一种贯穿健康知识学习与测试的家庭氛围，儿童的健康素养得到显著提高。可见家庭成员之间相处和谐，更有利于中医药健康知识的传播。

2. 文化程度的影响显著 结果显示，受教育程度处于不同层次的居民在中医药健康素养总得分及知识、态度、行为维度均具有显著性差异（$P < 0.05$）。大专/本科及以上的居民呈现出较高的素养得分，主要是由于文化程度高的居民对中医药健康素养知识的认知、理解及学习应用能力较强，对其主动性也较高。

3. 职业的影响显著 结果显示，不同职业的居民在中医药健康素养总得分及知识、态度、行为维度均具有显著性差异（$P < 0.05$）。职业为公务员、医务人员、教师、事业单位等居民素养得分高，是由于其文化程度及经济收入水平都较其他职业高，不仅对中医药健康素养有高水平的认知，而且还具有满足自身对健康实际需求的经济实力水平。而以务农为主的居民其知识、态度、行为得分均较低，一方面是因为其接受和学习中医药相关知识的能力、资源有限，另一方面是迫于生计的压力，对健康很大程度上忽视。

4. 家庭年收入的影响显著 结果显示，不同家庭年收入的居民仅在中医药健康素养行为维度具有显著性差异（$P < 0.05$）。家庭年收入与居民中医药健康素养行为得分呈正向上升的趋势，得分最高的是收入大于 15 万元的居民，得分最低的是收入小于 1 万元的居民。这可能是因为家庭收入水平低的居民大多迫于生计，无暇关注健康知识，忽视健康。另外，低收入群体对中医药相关知识的学习、掌握等有较大局限性。

5. 参加医疗保险的影响显著 研究结果显示，参加不同医疗保险的居民在中医药健康素养总得分、知识维度均具有显著性差异（$P < 0.05$）。参加公费

医疗的居民得分最高，而没有参加任何医疗保险居民的素养得分最低，这可能主要与医疗保险拥有者的职业、文化程度、经济水平等方面因素相关，由于以上不同因素的差异，直接影响其中医药健康素养水平。

三、基于 3 市的影响因素分析结果的讨论

（一）居民中医药健康素养现况及各维度相关性

1. 居民中医药健康素养现况　结果显示，江西省居民中医药健康素养平均分为（59.32±16.57）分；知识维度平均得分为（15.61±7.72）分，其标准分为（48.77±24.12）分；态度维度平均得分为（26.42±6.70）分，其标准分为（78.85±20.01）分；行为维度平均得分为（17.30±7.70）分，其标准分为（50.13±22.30）分。由此可见，居民中医药健康素养态度得分较高，中医药态度较为积极，知识和行为水平有待提高。这说明江西省中医药知识科普宣传不到位，应加大对中医药知识的宣传力度。

2. 居民中医药健康素养知识、态度、行为相关性分析　结果表明，居民中医药健康素养知识、态度、行为三者间呈正相关，中医药健康素养知识得分越高，中医药态度越积极，行为得分也就越高，进一步印证了知信行理论的内涵。因此，应提高中医药健康相关知识的了解和掌握程度，树立积极的中医药态度以促进居民健康行为。

（二）一般人口学特征及影响因素分析

结果显示，被调查女性人数多于男性，城市人口多于镇和农村人门，年龄 15～35 岁、学历为本专科及以上、未婚、在业、学生的调查对象占比较大，可能是本研究的调研方式是以问卷星为主，导致研究对象存在选择偏倚。

1. 性别对居民中医药健康素养的影响　性别对中医药健康素养知识维度具有显著性差异（$P < 0.05$），女性在中医药健康素养知识维度得分为（16.37±7.73）分，男性得分为（14.36±7.54）分，提示女性对中医药健康知识的了解和掌握水平高于男性。这可能是因为本次调查对象中女性人群中大专 / 本科、研究生及以上较多，文化水平高了就更愿意去了解和掌握中医药健康知识。

2. 现居地对居民中医药健康素养的影响　现居地不是整体素养水平的影响因素，而是知识维度的影响因素，这与其他学者研究结论一致。城市居民知识维度的中医药健康素养水平高于镇、农村地区居民，这可能是因为虽然城乡差距在不断缩小，城镇基础设施向乡村延伸、公共服务和社会事业向乡

村覆盖，但实际上农村与城市还是存在一定的差距，城市居民有更多的机会和渠道获取中医药相关知识；相比之下农村地区居民对中医药知识的了解和掌握就会少一些，中医药健康素养中知识维度得分会比城市居民低。这也提示农村地区的中医药健康知识的宣传和普及力度仍需要加强。

3. 文化程度对居民中医药健康素养的影响 文化程度对居民中医药健康素养总水平、知识维度及态度维度均具有显著性差异（$P < 0.05$），提示受教育程度处于不同层次的居民在中医药健康素养总水平、知识维度及态度维度均具有显著性差异（$P < 0.05$），这与其他学者的研究结果一致。本专科及以上居民具备中医药健康素养的可能性高于中小学及以下居民，说明文化程度较高的居民通常具有丰富的中医药健康知识储备，对知识的理解和学习能力较强，获取中医药健康相关知识的主动性较高。

4. 从事职业对居民中医药健康素养的影响 研究结果显示，从事不同职业的居民在中医药健康素养总水平、态度和行为维度均具有显著性差异（$P < 0.05$）。公务员 / 事业单位工作人员、教师和医务工作者等职业的居民，其中医药健康素养水平相对较高，主要是因为其文化程度和经济收入水平较其他职业高，不仅具备一定的中医药健康相关知识，而且更能满足自身对健康的需求；其他职业居民在知识、态度和行为维度得分较低，因为其所处环境能接触到的中医药相关知识和中医药服务有限，影响了其对中医药的了解及学习。

5. 参加保险对居民中医药健康素养的影响 研究结果显示，参加保险数量在中医药健康素养知识维度具有显著性差异（$P < 0.05$），这与其他学者的研究结果一致。根据调查对象的参保情况来看，767 人（93.42%）最少参加 1 份保险，仅有 54 人（6.58%）未参加保险，其中 80 人（9.74%）参加了商业保险，虽然商业保险参保率较低，但也能说明居民生活水平不断提高，越来越看重自身健康，有较高的健康保障意识，会去了解更多健康相关知识，具备一定的中医药健康相关知识。研究对象参加保险 1 ～ 2 份的人数占比 86.20%，其中参加了基本医疗保险的有 702 人（85.50%）。据调查显示，2020 年我国基本养老保险覆盖率为 70.7%，基本医疗保险覆盖率为 96.4%。本次调查结果江西省基本医疗保险覆盖率低于全国，可能存在报告偏倚；江西省居民商业保险参保率低，这与其他学者调查结果一致，提示应提高江西省居民商业保险的参保率，增强居民的健康保障意识。

6. 家庭常住人口对居民中医药健康素养的影响 家庭常住人口数量对居民中医药健康素养总水平、态度维度及行为维度均具有显著性差异（$P < 0.05$），提示家庭人口数量越多。居民中医药健康素养总水平、态度维度和行为维度

得分越低。这可能是因为家庭人口数量少，经济压力也相对较小，居民能够有更好的生活条件和生活方式，对中医药的态度和行为也会直接影响到其家庭成员对中医药的态度和行为，但家庭常住人口不是中医药健康素养知识维度的影响因素，这与其他学者分析出来的结果有所不同。

7. 自评健康状况对居民中医药健康素养的影响 自评健康状况对居民中医药健康素养总水平、态度维度及行为维度均具有显著性差异（$P < 0.05$），这说明居民自评健康状况越好，中医药健康素养水平越高，其中医药态度就越积极，行为也更健康。821 位调查对象慢病患病率为 9.00%，远低于 2018 年我国居民慢病患病率的 34.29%，可能与调查对象年龄偏低有关。39.30% 的调查对象认为自己的健康状况较好，1.20% 的调查对象认为自己的健康状况较差。

（三）家庭环境的影响因素分析

28.70% 的调查对象其家人有时会在日常生活中谈论中医药健康相关话题，17.10% 的调查对象其家人经常在日常生活中谈论中医药健康相关话题，8.30% 的调查对象其家人总是在日常生活中谈论中医药健康相关话题。说明江西省居民的家庭环境中医药谈论频率偏低，良好的中医药家庭氛围暂未形成，应重点关注中医药进社区、进家庭等活动的落实情况。72.70% 的调查对象称其家人会接受中医药的诊疗、康复、养生保健服务，提示江西省居民接受中医药健康服务较普遍，后续应加大力度鼓励居民持续接受中医药健康服务。

家庭中医药的谈论频率对居民中医药健康素养知识维度和行为维度有显著性差异（$P < 0.05$），家人接受中医药服务对居民中医药健康素养三个维度均有显著性差异（$P < 0.05$），提示家庭环境对于居民中医药健康素养影响较大，家人无论是在日常生活中谈论中医药健康相关话题，还是接受中医药健康服务，都有利于中医药相关知识在家庭内部成员之间的传播，形成积极的态度，促进家庭成员的健康行为。

（四）社会环境的影响因素分析

50.42% 的调查对象反馈所在街道 / 社区（乡镇 / 村）/ 学校 / 工作单位有 2 种及以上宣传中医药健康知识的方式，提示江西省中医药健康宣传力度还需继续加大，应运用多途径多手段宣传中医药健康知识。

有 460 位调查对象（56.00%）知道所在街道 / 社区（乡镇 / 村）的社区卫生服务中心会提供中医药服务，显示江西省提供的中医药服务水平低于全国水平，可能是报告存在偏倚。调查对象对于社区服务中心是否提供中医药服务知晓率较低，提示社区服务中心应加强中医药服务的宣传，动员社区居民积极参与和体验中医药服务。调查显示仅有 34.30% 的居民身边 65 岁以上老人接受过每年一次的中医药健康管理服务，这与 2025 年 65 岁及以上老年人中医药健康管理率达到 75% 以上的目标差距较大，提示江西省老年人中医药健康服务工作还需进一步落实，社区基层医疗卫生机构要积极为 65 岁及以上老年人提供优质且规范的中医药健康服务。

中医药宣传方式对居民中医药健康素养总水平有显著性差异（$P < 0.05$），宣传场所、提供中医药服务均对态度维度和行为维度有显著性差异（$P < 0.05$），儿童中医药健康指导对态度维度有显著性差异（$P < 0.05$）。这提示社会环境对居民中医药健康素养水平影响较大，对整体和三个维度均有影响，说明想要提高居民中医药健康素养水平就应从中医药宣传方式、宣传场所、提供中医药服务、儿童中医药健康指导等方面着手。

第六章

中医药健康素养提升策略探讨

第一节　中医药健康素养评估改进策略

一、中医药健康素养评估不足

（一）调查对象的局限性

本研究设定的调研对象为 15 ～ 69 岁江西省城乡常住居民，从问卷回收数据来看，研究对象多以工人、农民、自由职业者居多，而政府、医院及学校的样本量较少，一定程度上影响样本的代表性。此外，调查对象民族以汉族居多，限制了对少数民族居民中医药健康素养的研究。

（二）调查结果的代表性

本研究以整群抽样的方法为主，未对所有地市均匀地设置监测点进行调查，故调查结果代表性存在偏差。

（三）调查问卷的广泛适用性

因疫情原因，本研究调查对象主要是 15 ～ 69 岁江西省城乡常住居民，少量是通过网络问卷星做的，问卷的信效度是基于以上调查的结果展开，是否对全国范围内的居民适合还需进行更多地域的预调查进行检验。

二、中医药健康素养评估的改进

（一）扩大调查范围

为了解该问卷是否适合更广泛范围的运用，可以扩大范围进行验证，进而更深入研究问卷的广泛实用性。本研究由于探索因子分析的结果与知信行理论结构基本相符，故未使用验证性因子分析检验问卷结构效度，今后将在调查过程中对问卷的结构效度做进一步的检验。

（二）建立监测点

为更好观测和评估中国居民中医药健康素养变化情况，需要建立一定数量、覆盖面广的监测点，以国家中医药管理局印发的《中国公民中医药健康文化素养调查工作方案》中各省调查点为参考（各省的地市选取 1～2 个监测点），在以后的研究中适当增加调查监测点，进一步优化抽样方法，扩大调查样本量，降低抽样误差，提高数据的科学性和可靠性。可以按省市县分层确定观测点，每年进行一次监测点的居民中医药健康素养调查，并对调查资料进行分析，从而为提升居民中医药健康素养水平提供建议。

（三）加强调查人员培训

调查结果受调查人员专业能力、工作态度、调查规范行为等多方面因素的影响，为获取真实可靠的调查数据，必须加强调查人员的培训工作，从调查规范性、专业知识性、工作责任性全方面进行严格的培训，合格者方可开展调查工作。

（四）提升监测点调查数据分析与运用

《居民中医药健康素养问卷》知识点分布及难易程度的设计并未通过科学论证，可在持续小规模试调研过程中进行深入研究，完善标准问卷。对于影响因素分析，除调查对象自身一般性的人口学特征，应更深入考虑对其可能有影响的社会性因素，如居住环境中是否有中医药健康服务机构、是否有中医药健康教育场所等；如是否有宣传中医药在传染病的预防及治疗中的作用等。后续研究应就中医药健康教育干预追踪研究，开展阶段性效果评价。

第二节　社会环境支持

一、政策环境

（一）完善促进中医药发展的政策

我国中医药政策的变迁实现了从依附经济体制变迁到内在主动性改革、从以疾病为中心到以健康为中心的转变，从中医药健康政策顶层设计层面寻求提升中医药健康素养的途径，是顺利实施中医药健康素养促进工作的关键所在。

一是资金保障。落实中医药发展专项资金，完善中医药发展的资金保障，尤其是对于农村、贫困地区等资金匮乏地区。二是医保补助。制定有利于中医医院发展和方便居民就医的补助办法，使中医药发挥特色优势，引导居民就医。三是项目引领。继续增加试点/示范项目，如中医药健康养老试点基地、中医药健康旅游示范区、中医药文化生态保护区，发挥项目的引领作用，促进中医药事业产业融合发展。四是加强创新。创新"中医药+"跨界融合体系，完善中医药信息系统，促进中医药产业发展，开发具有中医药特色的产品和项目，精准匹配居民需求。五是人才培养。贯彻落实名老中医学术经验继承工作，加强名老中医传承工作室建设；同时增设中医药健康养老、中医药健康旅游、中医药健康管理、中医康复学、中医药文化传播、中医药人工智能等新兴专业，培养复合型人才。六是加强评估考核。完善中医药发展绩效考核指标，将中医药健康素养作为各级卫生行政部门考核指标之一，起到督促政策执行作用。

（二）强化中医药长效监督机制

政府层面，建立中医药动态监测和信息服务平台，进行中医药产品生产、流通和使用全过程质量管理。社会层面，发挥行业协会等第三方监管的作用，提高权威性和公众认可度。群众层面，重塑基本医疗监督管理信息获取渠道和监督平台，使群众能够反馈就医问题及获取可信的官方资讯。结合"许可审批"和"负面清单"等，制定更为周密的评价体系，通过统一的信息化平台收集问题，并反馈给有关部门加以修正。

二、文化环境

（一）广泛开展健康宣传，全力营造健康氛围

健康科普是健康中国行动的基础，开展健康中国行动的一个基础性指标就是通过健康科普宣传来提升公众健康素养水平。需要依托全媒体和新媒体的力量落实健康科普。传统媒体和新媒体传播载体不同，传统媒体的载体包括报纸、杂志、广播、电视电影、出版物等；新媒体的载体以互联网为主，包括微信、抖音、B站、微博、今日头条等多种app/网站。在互联网时代，新媒体有强大的信息传播力、活动号召力，但传统媒体与新媒体不是对立的，需要发挥所长，互相配合，要持续打造健康科普精品，将复杂深奥、日新月异的医学

科学知识通俗化、可操作化、大众化、融媒体化。

（二）发挥各场所、项目的健康促进作用

环境包括所居住生活的家庭、社区、工作场地及公共休闲娱乐场所等，健康支持性环境创建可形成全民学习中医药健康知识的氛围，促进健康行为习惯的养成，并从中获得社会支持，提高生命质量。

社区层面，建设健康社区教育的宣传阵地。通过健康社区教育活动室、健康社区宣传特色专栏、健康社区知识宣传课等方式开展宣传。家庭层面，打造互相正向影响的健康港湾。家庭成员间互相提供家庭支持和各方面的照顾，保证家人的身心健康，发挥家庭功能；同时积极和家人分享简单实用的中医药健康知识，共同学习，共同进步。学校层面，推进中医药健康促进学校建设。中医药健康科普活动进校园，中医药科普知识进课本，从小培养学生中医药文化认同，促进掌握中医药基础知识与技能。单位层面，推进中医药健康促进单位建设等。

认真组织整合健康中国行动、中医中药中国行、中医药健康文化素养提升计划、健康促进行动、中医药健康促进行动、全国亿万农民健康促进行动、全民健康生活方式行动、国家基本公共卫生服务项目之健康教育、全民健康生活方式日主题宣教活动等健康促进的重点工作，全面发挥各个活动项目对健康素养提升的引领与推动作用。

（三）建立完善中医药科普资源库和专家库

建立完善中医药科普资源库和专家库，针对不同年龄、不同性别、不同健康状况居民进行精准推送或宣传健康科普内容，提出针对性健康科普干预，满足居民多层次、多样化、高品质的健康科普需求，以高质量的中医药健康科普供给助力提高全民中医药健康素养。

三、科技环境

在科学技术方面，新一轮科学技术革命蓄势待发，基因技术、3D打印技术、大数据、人工智能等新技术将与中医药紧密结合，并能够结合物联网、云计算、大数据等新兴产业，孵化出更多的新业态，造福人民。

（一）中医药 + 互联网

近10年，互联网 + 中医药领域呈现出爆发增长的趋势，市场中以"中医""中药""中医药"为关键词进行检索，可查到的APP产品超过1100种，再加上一些没有APP产品，仅有微信端或是PC端的产品，市面上的互联网 + 中医药类产品超过2000种。各类实用性强且独具专业特色的中医药文化传播类手机客户端陆续进入市场，运用各种通俗易懂的形式，将中医药知识与游戏、视频、动漫等巧妙结合，寓教于乐，助力中医药文化及时高效的传播。还有一些专业人士利用个人影响力传播中医药文化，例如著名中医冯界之、董洪涛通过在微博科普中医药文化知识，使大众潜移默化地接纳并了解中医药文化。

（二）中医药 + 人工智能

中医药在世界范围内难以被广泛接受的主要问题是缺少足够客观定量的数据支撑、传统中医术语的模糊性、理论知识的复杂性、治疗思维的抽象性等。随着大数据和人工智能技术的发展，为规范中医诊疗数据、构建智能中医诊疗体系提供了新方法，中医与人工智能技术的融合逐步深入，进一步推动了中医药智能化的发展，如中医药中医信息化数据库、中医四诊采集设备、中医辅助诊疗系统以及智慧中医健康管理等。

2021年，智能中医学专著《智能中医学概论》的发布，明确了"智能中医学"的概念，并对其科学内涵进行了全面的阐释。但中医药智能化发展中仍存在数据标准欠缺、制度不完善、交叉人才匮乏等问题，未来还需进一步建立规范的数据标准，完善法律法规，加速培养学科交叉复合型人才，创新思维革新医疗模式等，促进人工智能背景下的中医药创新发展，让中医药诊疗和养生保健更加方便可及。

四、自然环境

（一）推进中医药健康旅游示范基地建设

2017年和2018年，国家旅游局、国家中医药管理局分别公布了15家首批国家中医药健康旅游示范区创建单位和73家国家中医药健康旅游示范基地创建单位，标志着中医药健康旅游作为新业态已经从概念讨论过渡到落地实施。2021年12月，国务院印发了《"十四五"旅游业发展规划》，明确要发挥旅游市场优势，推进旅游与科技、教育、交通、体育、工业、农业、林草、卫生健康、中医药等领域协同融合发展，加快推进旅游与健康、养老、中医药结合，打造一批国家中医药健康旅游示范区和示范基地。应把握中医药健康的重要战略机遇期，把中医药融入区域规划，充分利用区域内已有旅游、中医药等资源促进中医药健康旅游示范基地、中医药博物馆、中医药社区 / 小镇、中医药健康小屋、中医药主题公园建设。

（二）加强中医药博物馆建设

中医药博物馆是弘扬、发展传统文化的重要场所，闫雨蒙等人的研究发现，当前我国中医药博物馆建设存在各博物馆展览内容同质化，创新不足，缺乏特色；产学研结合转化欠佳，社会效益与价值不高；科普宣传工作不到位、规模受限、影响力不足等问题。未来的建设中应当注重实体博物馆与数字博物馆结合；构建全方位、多层次人才结构，不仅需要中医药专业、文物考古专业、陈列保管、安全保卫、宣传教育、市场营销等方面的人才，还需要新媒体运营、数字动画、设计表演等专业人才；加强创新合作，发挥经济效益与文化效益；提高中医药展览内容质量，弘扬宣传中医药传统文化。

第三节　中医药供给环境支持

一、加强基层中医药服务供给能力

（一）基层医疗机构中医药服务全覆盖

国家中医药管理局、国家卫生健康委、国家发展改革委、教育部、财政部、人力资源社会保障部、文化和旅游部、国家医保局、国家药监局、中央军委后勤保障部卫生局十部门联合印发《基层中医药服务能力提升工程"十四五"行动计划》，持续推进基层中医药高质量发展，持续提升基层中医药服务能力。

上海市区级公立中医医院二级甲等及以上全覆盖、公立综合医院中医科基本实现全覆盖、二级及以上妇幼保健院中医科基本实现全覆盖、社区卫生服务中心中医馆全覆盖、家庭医生团队中医药服务全覆盖、社区中医药优质服务提供全覆盖、基层中医药人员配备全覆盖、基层中医药健康宣教全覆盖。

安徽省推进基层中医药服务标准化建设、推广"十病十方"和"银针试点行动"、建设"智慧中药房"、提高基层中医药医保报销范围等一系列举措实现中医药服务基层全覆盖。目前安徽全省各级各类中医院已达199所，基本实现"县县都有中医院"。

福建省全省社区卫生服务中心和乡镇卫生院实现100%设置中医馆。2023年还将不断完善中医药管理体系。坚持中西医并重，发挥中医药在常见病、多发病、慢性病及疑难病症、重大传染病防治中的作用。探索在部分社区卫生服务站和村卫生室设置"中医阁"，让老百姓在家门口就能享受到优质的中医服务。

江西省实现基层中医馆建设全覆盖，基层中医药诊疗量占比达35%。

还有些地区的社区、乡镇医疗机构中医药服务需要尽快实施全覆盖，只有供给全覆盖才有后续的服务提供。

（二）加大中医药服务人才培养

基层医疗机构中医药服务全覆盖需要中医药专业人才的匹配，长期以来中医药院校相对少、培养人数相对少，与实现中医药并重的要求存在现实差距。

全国当前独立设置的医药类本专科院校共225所，具有独立设置的公办医药类本科高校共计85所，民办本科25所，公办高职高专90所，民办高职高专25所。公办医药类本科高校中双一流大学共13所。中医药高校有23所，其中6所为双一流大学。从人才培养的数量看，中医药类人才培养远不及西医药。

2021年全国中医药人员总数88.5万人，中医类别执业（助理）医师73.2万人，见习中医师1.6万人，中药师（士）13.7万人。占同类人员总数的比例为：中医类别执业（助理）医师占17.1%，见习中医师占9.6%，中药师（士）占26.3%。从中医药人员数量和占同类人员总数的比例来看，远远少于西医药人员。如此大的差距，在临床实践中无法做到中西医并重，急需加大中医药人才培养。

二、强化医保对中医药的支持

（一）加强中医药医疗消费医保支持

贯彻落实党中央国务院支持中医药事业发展重要决策部署，满足人民群众日益增长的医疗健康需求，需充分发挥医保职能作用，不断完善中医药医保支持政策，国家医疗保障局会同国家中医药管理局于2021年12月14日联合发布《关于医保支持中医药传承创新发展的指导意见》（医保函〔2021〕229号）。

安徽省医保中医定点基层机构达90%以上，176项中医医疗服务项目纳入基本医保支付范围，把农民颈肩腰腿疼等慢性疾病解决在基层。四川省提出了支持中医药健康养老发展、支持中医创新技术、促进中药优质优价、强化中医药在疫情防治中的作用等20条措施。贵阳市医保局深化医疗保障制度改革，强化中医医药机构医保定点管理、深化中医药服务价格项目管理、细化中医药医保支付范围、优化中医药医保支付政策等，多措并举支持中医药传承创新发展。

（二）增加中医药预防和食疗医保支持

预防的投入是以小博大的低成本高收益的举措，中医治未病就充分体现了这一优势和特点，建议将中医药治未病的项目和方药全部纳入医保支持。

中医药在养生、康复中的食疗等领域有丰富的经验，在提高健康质量中起到重要作用，中医药药膳、食疗等的使用需列入医保支持，从而达到节约医疗费用、提升人民群众健康的目的。

（三）完善中药带量采购

目前有些地区以省级或省际区域联盟为基础，开展中成药带量采购，这为降低医疗中的中药费用起到积极作用。由于中药既有中成药，又有中药饮片，还有颗粒剂、膏、丸、散、水剂等众多品种，更大量的中药使用需要医保来有效控制其价格，完善中药的带量采购迫在眉睫。

三、积极推进中医药标准化建设

（一）推进国内中医药行业团体标准的制定

中医药作为我国古代科学瑰宝，是我国劳动人民几千年来与疾病斗争的经验总结，对护佑人类健康、构建人类健康命运共同体发挥着巨大作用。以"中医""中药"和"中医药"为关键词，在全国标准信息公共服务平台（http://std.samr.gov.cn）检索到已发布的国家标准共50项、行业标准53项、地方标准294项，标准的实施对于中医药产业的健康发展起到了积极的推动作用。从标准发布的现状来看，中医药领域在诊疗技术、中成药生产技术、中药材质量等标准建设方面相对滞后，整体数量、先进性和规范性均存在较大的提升空间，目前的标准建设还难以满足中医药行业创新、开放、高质量发展的需求。

中医药行业团体标准的建设尚处于初级阶段。目前除中药材种植领域已发布团体标准4835条外，还鲜见其他领域的团体标准发布。为此，中医药行业还需共同努力构建团体标准编制体系，切实促进先进技术的市场化应用，实现科技创新与团体标准的深度融合、有序衔接，促进全行业创新、高质量发展。

（二）积极参与国际标准制定

标准是经济活动和社会发展的技术支撑，是国家基础性制度的重要方面。标准化在推进国家治理体系和治理能力现代化中发挥着基础性、引领性作用。随着科技发展、技术进步、人类需求增加，用标准衡量和规范相关事物的发展是必不可少的管理措施和手段。在国际标准建设方面，我们经验不足，话语权较弱，我们要主导制定具有鲜明中国特色的国际标准，进而参与全球健康治理。

（三）多学科协作支持中医药标准建设

从标准涉及的领域看，已发布标准大都围绕中医、中药、针灸方面，未能涵盖中医药行业的全产业链；从标准实施的成效看，存在区域不平衡，且缺乏行业内沟通机制的问题；标准化建设的人才队伍还较匮乏，特别是在国际标准的建设中，能够准确性、一致性地表达出中医药学术内涵的专业人才较少，尚不能支撑标准的高质量、快速建设和发展。

在创新性研究成果转化为标准的过程中，以行业需求为引领，以企业为标准制定的主体，多学科、产学研融合发展促进现行标准的完善与提升，促进产业向着智能化升级，鼓励更多的企业参与标准建设。

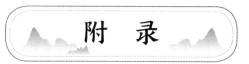

附 录

附录一 江西省居民中医药健康素养和生命质量情况调查问卷

第一部分 基本情况

序号	问题及选项	回答
B01	性别：①男 ②女	
B02	年龄：	
B04	您的文化程度：①不识字或识字很少 ②小学 ③初中 ④高中/中专/职高 ⑤大专/本科 ⑥硕士及以上	
B05	您的婚姻状况：①未婚 ②丧偶 ③离异 ④已婚并与配偶一同居住 ⑤已婚但因职业等原因与配偶暂时没有生活在一起 ⑥分居（不作为配偶共同生活）	
B06	您的就业状况：①在业 ②离退休 ③在校学生 ④无业 ⑤失业	
B08	去年的个人收入为多少元？	
B10	参加社会医疗保险：①无 ②城乡居民医保 ③城镇职工医保	
R11	购买商业医疗保险：①无 ②1份 ③2份 ④3份及以上	
B13	您的身高（厘米/cm）	
B14	您的体重（公斤/kg）	
A01	户口性质：①农业 ②非农业	
A02	您家户籍人口数（户口本上的人口数）？	
A06	您家的家庭关系氛围：①非常和睦 ②较和睦 ③一般 ④不和睦	
A09	您家的居住环境让您满意吗？①非常满意 ②较满意 ③一般 ④不满意	
C00	是否有慢病？①有慢病 ②无慢病	

第二部分　中医药健康素养

（一）知识型中医药健康素养

序号	问题及选项	回答
E01	关于健康的概念，描述完整的是： ①健康就是体格强壮，没有疾病 ②健康就是心理素质好，体格强壮 ③健康不仅是没有疾病，而是身体、心理和社会适应的完好状态 ④不知道	
E10	下面的描述中，健康的心理是： ①经常感觉自己无能　②对未来不抱希望 ③遇到困难时，积极想办法解决　④不知道	
E11	当患者依照医生的治疗方案服药后出现了不良反应，正确的做法是： ①自行换药　②找医生处理　③继续服药　④不知道	
E12	要想了解某个医疗机构是否合法，可以通过以下哪种方法判断？ ①根据医院规模判断　②咨询当地卫生局，或到卫生局网站上查询 ③根据医疗设施条件判断　④不知道	
E13	以下哪些人群应该关注健康知识？ ①病人　②超重、肥胖的人　③所有人　④不知道	
E19	关于超过保质期的食品，以下说法正确的是： ①只要看起来没坏，就可以吃　②只要煮熟煮透后，就可以吃　③不能吃　④不知道	
E28	中医主张"天人合一"和"天人相应"，所以养生的基本指导思想就是要顺应天地自然之道。是否正确？①正确　②错误	
E29	端午节民间常有挂艾蒿菖蒲、佩戴香囊等习俗，这样做是为什么？ ①温经散寒　②辟邪驱虫	
E30	中医是如何诊断疾病的？ ①望闻问切　②把脉　③做B超、照CT、抽血化验等	
E31	生姜、葱、花椒、黄酒、醋等，既是我们日常饮食中的佐料，也可以作为中药应用。您认为是否正确？①正确　②错误	
E32	中医有名谚"常按足三里，胜吃老母鸡"。以下哪张图片所指的是足三里穴： 	
E33	对于中药的概念，您的理解是？ ①天然生长的药物　　②在中国生长的药物 ③民间采集的药物　　④在中医药理论指导下的药物	
E34	下列中哪一项不属于我国传统健身术的内容？ ①气功　②登山　③太极拳　④八段锦	

续表

序号	问题及选项	回答
E35	下列哪种食物有健脾利湿的作用？ ①丝瓜 ②绿豆 ③红枣 ④牛肉	
E36	下列哪项不是用于益气补虚的补气药？ ①党参 ②黄芪 ③核桃 ④山药	
E37	养生提倡饮食有节是指饭菜要吃到几分饱为宜？ ①七分 ②八分 ③九分 ④十分	
E38	神经衰弱者和心脏病患者可选什么样的药枕？ ①决明子枕 ②琥珀枕 ③绿豆枕 ④柏子仁枕	
E39	特殊中药的煎服包括下列哪些方法？ ①先煎 ②后下 ③包煎 ④冲服	
E40	煎中药时最好选用的器具是？ ①砂锅 ②玻璃煎锅 ③铁锅 ④不锈钢锅	

（二）信念型中医药健康素养

序号	问题及选项	答案
D01	您是否相信中医？ ①不相信 ②不大相信 ③比较相信 ④很相信	
D02	若生病，您是否会首选中医医疗服务？ ①否 ②看情况 ③是	
D03	您是否愿意体验一些中医养生保健服务？ ①否 ②看情况 ③是	
D07	是否愿意将所知道的中医药健康知识用于生活？ ①从不 ②极少 ③偶尔 ④经常 ⑤总是	
D07	所学到的中医药知识对自身健康的帮助？ ①完全没帮助 ②不太大 ③一般 ④比较大 ⑤非常大	
D08	是否愿意向其他人介绍、推荐所学的中医药健康知识？ ①不愿意 ②说不清 ③愿意	

（三）行为型中医药健康素养

序号	问题及选项	答案
D04	您是否接受过中医养生保健服务？ ①从不 ②极少 ③偶尔 ④经常	
D05	是否尝试过通过某种途径获取中医药健康相关知识？ ①从不 ②偶尔 ③经常	
D09	是否向其他人介绍、推荐过中医药健康知识？ ①从不 ②极少 ③偶尔 ④经常 ⑤总是	
D10	您现在的吸烟状况： ①每天吸 ②非每天吸 ③已戒烟 ④从来不吸	

序号	问题及选项	答案
D11	您现在的饮酒状况： ①每周至少 3 次　②每周 1～2 次　③每周不到 1 次　④不饮酒	
D12	近 6 个月内，您平均每周体育锻炼状况： ①从不锻炼　②不到 1 次　③1～2 次　④3～5 次　⑤6 次及以上	

第三部分　个人健康相关生命质量情况

序号	问题及选项	答案
C01	今天您在行动方面： ①四处走动，无任何困难　②行动有些不便　③不能下床活动	
C02	今天您自我照顾（盥洗、穿衣上厕所等）方面： ①无任何问题　②有些问题　③无法自己盥洗或穿衣服	
C03	今天您从事平常活动（工作、读书或做家务）方面： ①从事日常活动无任何问题　②有些问题　③无法从事日常活动	
C04	今天您身体疼痛或不舒服方面： ①无任何疼痛或不舒服　②自觉有中度疼痛或不舒服　③自觉极度疼痛或不舒服	
C05	今天您在焦虑或抑郁方面： ①不觉得焦虑或抑郁　②自觉中度焦虑或抑郁　③自觉极度焦虑或抑郁	
C06	请您说出最能代表您今天健康状况好坏的那个分值： （100 分为满分；0 分表示最差，100 分表示最好）	

附录二 2020年专家函询表（第一轮）

尊敬的专家：

您好！由于您在中医临床／中医相关教育／卫生事业管理等方面经验丰富，特邀请您作为本课题的咨询专家。您的意见和建议将作为我们筛选条目的重要依据，希望您能在百忙之中抽出时间给予指导。

我是江西中医药大学经济与管理学院2019级公共管理专业硕士研究生张佳萌，导师王素珍教授。目前，我正在进行硕士研究生课题"居民中医药健康素养问卷的研制及初步应用研究"的工作。2019年《关于实施健康中国行动的意见》提出要开展"中医中药中国行"活动，推动中医药健康文化普及，传播中医养生保健知识，提升居民健康素养水平。为此本研究以研制《居民中医药健康素养调查问卷》为目的，基于相关政策文件，以"中医药""健康素养"为关键词进行大量文献研读并以小组讨论等方式初步形成居民中医药健康素养调查问卷条目池，包括知信行3个维度，共44个条目，以期为卫生行政部门进一步推进居民中医药健康促进工作提供依据。

本研究的专家函询表包括两部分：第一部分为专家基本情况调查表，包括专家的一般资料如姓名、工作年限等；第二部分为需要函询的问卷条目内容。本研究预计进行两轮专家函询，每周通过邮件发放调查内容一份，需要您根据问卷内容提示对内容进行判断和填写，同时将您的填写结果及时返回给研究者。由于研究生课题研究的时限性，特恳请您收到邮件在一周内给予我们反馈，感谢您的支持和帮助，我们将不胜感激。谢谢！

如果您有任何疑问或建议，请随时联系张佳萌。

此致

敬礼！

研究者：张佳萌

导师：王素珍

第一部分　专家基本情况调查表

填表说明：

1. 此调查只用于本研究咨询专家整体情况调查分析，并严格遵守保密原则。

2. 以下3个表格分别用于了解您的基本情况、您对该问卷条目内容的判断依据、您对该问卷条目内容的熟悉程度。请根据您的真实情况在专家基本情况表、判断依据调查表和熟悉程度调查表中相应的空格内打"√"，谢谢您的支持与配合！

表1　专家基本情况表

1. 您的姓名	
2. 您的性别	□男　□女
3. 您的年龄	
4. 您的最高学历	□本科　　□硕士　　□博士
5. 您的工作单位	
6. 您的行政职务	
7. 您的技术职称	□主任医师　□副主任医师　□主治医师　□教授　□副教授　□讲师
8. 您主要从事的工作领域	□中医临床　□中医相关教育　□卫生事业管理
9. 您从事工作的年限	
10. 您是否为研究生导师	□是　□否

表2　专家判断依据调查表

判断依据	判断依据程度		
	大	中	小
理论分析	□	□	□
工作经验	□	□	□
国内外相关文献参考	□	□	□
直观感觉	□	□	□

表3　专家熟悉程度调查

熟悉程度	熟悉程度				
	非常熟悉	比较熟悉	一般熟悉	不太熟悉	非常不熟悉
	□	□	□	□	□

第二部分　居民中医药健康素养调查问卷专家函询表（第一轮）

填写说明：

1. 本研究的调查对象参考《中国公民中医药健康文化素养调查问卷》，选取江西省 15 ～ 69 岁常住居民。

2. 本调查问卷由居民中医药健康素养知识、信念、行为 3 个维度共 44 个条目构成。条目内容的重要程度共分为五个等级：非常重要 =5、比较重要 =4、一般重要 =3、较不重要 =2、非常不重要 =1。请根据您的专业知识在相应的方框处打钩（√）。

3. 若有需要增加、删除或修改的条目，请您在"修改意见"栏内修改。

表 1　居民中医药健康素养调查问卷内容框架及条目内容

维度			条目内容	重要性评价					条目内容修改意见
				5	4	3	2	1	
知识	躯体健康		A01.您了解中医认为健康的状态应当是"形神合一"，在今天可以理解为躯体健康、心理健康、道德健康、良好的社会适应能力吗？						
		饮食	A02.您了解健康的饮食应当符合"五谷为养，五果为助，五畜为益，五菜为充"的要求，不要偏食偏嗜吗？						
			A03.您了解秋季自然界阳气渐收，阴气渐长，应当多吃滋阴润燥的食物，以防秋燥伤阴吗？						
			A04.您了解养生提倡饮食有节是指饭菜要吃到七分饱为宜吗？						
			A05.您了解在饮食养生中，饮食三宜是指食宜软、食宜温、食宜细嚼细咽吗？						
			A06.您了解中医饮食养生观念是早餐要吃好、午餐要吃饱、晚餐要吃少吗？						
		作息	A07.您了解睡眠可以调养人体的阳气，在春夏季节应当多运动，少睡眠；秋冬季节应适当少活动，多睡眠吗？						
			A08.您了解夏季午睡，是保护阴液、减少损耗、抵御暑热的重要方法吗？						
			A09.您了解在春季养生，为了顺应自然界阳气的展发疏泄运动，人应当将作息规律调整为早睡早起吗？						
			A10.您了解睡眠的作用包括增强免疫、促进发育、消除疲劳等吗？						

续表

维度			条目内容	重要性评价					条目内容修改意见
				5	4	3	2	1	
知识	躯体健康	作息	A11.您了解较高的睡眠质量表现为入睡快、睡眠深、无起夜、白天工作效率高、不困倦吗?						
		运动	A12.您了解运动对健康的好处包括保持合适的体重、预防慢性病、减轻心理压力、改善睡眠吗?						
			A13.您了解"动形以达郁"是告知我们保障生命活动正常进行的有效措施是活动身体吗?						
			A14.您了解世界卫生组织推荐的有益健康的身体活动是轻到中等强度、10分钟以上、一天几次吗?						
			A15.您了解糖尿病痰湿体胖者,长期坚持运动锻炼中,不宜长时间运动吗?						
			A16.您了解太极拳、八段锦、五禽戏、易筋经等是中医倡导的运动养生功法吗?						
	心理健康		A17.您了解通过修身、疏泄、导引等措施及时排解不良情绪,保持心理平衡,可以使人体达到调神静心、防病治病、健康长寿吗?						
			A18.您了解每一种情感活动都与内脏相关联,也就是说每一个脏腑都有其情感活动。七情六欲属于正常的精神活动,有益于身心健康吗?						
			A19.您了解评价心理健康的标准包括智力正常、情绪良好、人际和谐、适应环境、人格完整吗?						
			A20.您了解心理卫生应从胎儿期抓起吗?						
			A21.您了解情志养生就是通过控制和调节情绪以达到身心安宁、情绪愉快的养生方法吗?						
	道德健康		A22.您了解中医主张善于养生的人以养德为主,调养为辅吗?						
			A23.您了解立志养德是精神养生中的调神养生法之一,即树立理想,坚定信念,充满信心,保持健康的心理状态吗?						
			A24.您了解中医养生的娱乐养生法是指各种娱乐活动,如琴棋书画、花木鸟鱼、旅游观光、艺术欣赏等,可怡神养性、防病健身吗?						
			A25.您了解修德怡神的方法包括精神乐观、意志坚强、心和寿长等吗?						
			A26.您了解调神之法概括起来有清净养神、立志养德、开朗乐观、调畅情志等吗?						

维度		条目内容	重要性评价					条目内容 修改意见
			5	4	3	2	1	
知识	良好的社会适应能力	A27. 您了解根据四季气候环境的变化规律,调整个人生活起居习惯,做到人与自然和谐统一,可以有效地预防疾病、维护健康吗?						
		A28. 您了解中药保健是利用中药天然的偏性调理人体气血阴阳的盛衰。服用中药应注意年龄、性别、体质、季节等差异吗?						
		A29. 您了解春季是一年中养护肝脏最好的时间吗?						
		A30. 您知道"春夏养阳,秋冬养阴"的四时顺养原则理论源于《黄帝内经》吗?						
		A31. 您了解生活起居行为正确应该是日常生活中起床时间、三餐时间、就寝时间等都应有规律,并养成习惯吗?						
建议增 / 减条目								
态度		B01. 您愿意相信中医药吗?						
		B02. 您愿意尝试中医药保健品(如鸿茅药酒、虫草养生酒、风湿骨康片)吗?						
		B03. 您愿意体验一些中医养生保健服务(如针灸、推拿、正骨)吗?						
		B04. 您愿意相信掌握中医药相关知识对维护身体健康有帮助吗?						
		B05. 您愿意将学到的中医养生理论运用到日常生活吗?						
		B06. 您愿意向家人或其他人推荐或介绍中医药相关知识吗?						
建议增 / 减条目								
行为		C01. 您是否有就诊中医的情况?						
		C02. 您会主动通过电视、报纸、书籍、手机等媒介关注中医养生类知识吗?						
		C03. 您是否有定期进食含有中药的膳食补益身体的行为?						
		C04. 您有选择适宜的中医传统养生功法(如八段锦、太极剑、五禽戏、易筋经等传统养生功法)并坚持练习的行为吗?						
		C05. 过去一个月,您的吸烟状况?						
		C06. 过去一个月,您的饮酒状况?						
		C07. 过去一个月,您的体育锻炼状况?						
建议增 / 减条目								

附录三 2020 年专家函询表（第二轮）

尊敬的专家：

您好！由于您在中医临床 / 中医相关教育 / 卫生事业管理等方面经验丰富，特邀请您作为本课题的咨询专家。您的意见和建议将作为我们筛选条目的重要依据，希望您能在百忙之中抽出时间给予指导。

我是江西中医药大学经济与管理学院 2019 级公共管理专业硕士研究生张佳萌，导师王素珍教授。目前，我正在进行硕士研究生课题"居民中医药健康素养问卷的研制及初步应用研究"的工作。2019 年《关于实施健康中国行动的意见》提出要开展"中医中药中国行"活动，推动中医药健康文化普及，传播中医养生保健知识，提升居民健康素养水平。为此本研究以研制《居民中医药健康素养调查问卷》为目的，基于相关政策文件，以"中医药""健康素养"为关键词进行大量文献研读并以小组讨论等方式初步形成居民中医药健康素养调查问卷条目池，包括知信行 3 个维度，共 44 个条目，以期为卫生行政部门进一步推进居民中医药健康促进工作提供依据。

本研究的专家函询表包括两部分：第一部分为专家基本情况调查表，包括专家的一般资料如姓名、工作年限等；第二部分为需要函询的问卷条目内容。本研究预计进行两轮专家函询，每周通过邮件发放调查内容一份，需要您根据问卷内容提示对内容进行判断和填写，同时将您的填写结果及时返回给研究者。由于研究生课题研究的时限性，特恳请您收到邮件在一周内给予我们反馈，感谢您的支持和帮助，我们将不胜感激。谢谢！

如果您有任何疑问或建议，请随时联系张佳萌。

此致

敬礼！

研究者：张佳萌

导师：王素珍

第一部分 专家基本情况调查表

填表说明：

1.此调查只用于本研究咨询专家整体情况调查分析，并严格遵守保密原则。

2.以下3个表格分别用于了解您的基本情况、您对该问卷条目内容的判断依据、您对该问卷条目内容的熟悉程度。请根据您的真实情况在专家基本情况表、判断依据调查表和熟悉程度调查表中相应的空格内打"√"，谢谢您的支持与配合！

表1　专家基本情况表

1.您的姓名	
2.您的性别	□男　□女
3.您的年龄	
4.您的最高学历	□本科　　　□硕士　　　□博士
5.您的工作单位	
6.您的行政职务	
7.您的技术职称	□主任医师　□副主任医师　□主治医师　□教授　□副教授　□讲师
8.您主要从事的工作领域	□中医临床　□中医相关教育　□卫生事业管理
9.您从事工作的年限	
10.您是否为研究生导师	□是　□否

表2　专家判断依据调查表

判断依据	判断依据程度		
	大	中	小
理论分析	□	□	□
工作经验	□	□	□
国内外相关文献参考	□	□	□
直观感觉	□	□	□

表3　专家熟悉程度调查

熟悉程度	熟悉程度				
	非常熟悉	比较熟悉	一般熟悉	不太熟悉	非常不熟悉
	□	□	□	□	□

第二部分　居民中医药健康素养调查问卷专家函询表（第二轮）

填写说明：

1.本研究的调查对象参考《中国公民中医药健康文化素养调查问卷》，选取江西省 15 ～ 69 岁常住居民。

2.本调查问卷由居民中医药健康素养知识、信念、行为 3 个维度共 44 个条目构成。条目内容的重要程度共分为五个等级：非常重要 =5、比较重要 =4、一般重要 =3、较不重要 =2、非常不重要 =1。请根据您的专业知识在相应的方框处打钩（√）。

3.若有需要增加、删除或修改的条目，请您在"修改意见"栏内修改。

表 1　居民中医药健康素养调查问卷内容框架及条目内容

维度		条目内容	重要性评价					条目内容修改意见
			5	4	3	2	1	
知识		A01.您了解中医认为健康的状态应当是"形神合一"，在今天可以理解为躯体健康、心理健康、道德健康、良好的社会适应能力吗？						
	饮食	A02.您了解健康的饮食应当符合"五谷为养，五果为助，五畜为益，五菜为充"的要求，不要偏食偏嗜吗？						
		A03.您了解秋季自然界阳气渐收，阴气渐长，应当多吃滋阴润燥的食物，以防秋燥伤阴吗？						
		A04.您了解中医养生提倡饮食有节是指饭菜要吃到七分饱为宜吗？						
		A05.您了解饮食养生原则包含均衡饮食、五味调和、定时适量、顺应四时等吗？						
		A06.您了解中医饮食养生观念是早餐要吃好、午餐要吃饱、晚餐要吃少吗？						
躯体健康	作息	A07.您了解睡眠可以调养人体的阳气，在春夏季节应适当多运动，少睡眠；秋冬季节应适当少活动，多睡眠吗？						
		A08.您了解夏季午睡，是保护阴液、减少损耗、抵御暑热的重要方法吗？						
		A09.您了解春季养生，为了顺应自然界阳气的展发疏泄运动，人应当将作息规律调整为早睡早起吗？						
		A10.您了解睡眠的作用包括增强免疫、促进发育、消除疲劳等吗？						

续表

维度		条目内容	重要性评价					条目内容修改意见
			5	4	3	2	1	
知识	躯体健康	作息	A11.您了解较高的睡眠质量表现为入睡快、睡眠深、无起夜、白天工作效率高、不困倦吗?					
		运动	A12.您了解运动对健康的好处包括保持合适的体重、预防慢性病、减轻心理压力、改善睡眠吗?					
			A13.您了解最好的运动时间并非清晨吗?					
			A14.您了解世界卫生组织推荐的有益健康的身体活动是轻到中等强度、10分钟以上、一天几次吗?					
			A15.您了解运动要有度,过度运动反而会伤害身体健康吗?					
			A16.您了解太极拳、八段锦、五禽戏、易筋经等是中医倡导的运动养生功法吗?					
	心理健康		A17.您了解通过修身、疏泄等措施及时排解不良情绪,保持心理平衡,可以使人体达到健康长寿的目的吗?					
			A18.您了解心理健康人的认知、情绪、意志行为是一个完整的、和谐的统一体吗?					
			A19.您了解评价心理健康的标准包括智力正常、情绪良好、人际和谐、适应环境、人格完整吗?					
			A20.您了解心理卫生应从胎儿期抓起吗?					
			A21.您了解情志养生就是通过控制和调节情绪以达到身心安宁、情绪愉快的养生方法吗?					
	道德健康		A22.您了解中医主张善于养生的人以养德为主,调养为辅吗?					
			A23.您了解中华传统文化历来重视道德的修养,并且认为道德修养和人体健康密切相关吗?					
			A24.您了解中医养生的娱乐养生法是指各种娱乐活动,如琴棋书画、花木鸟鱼、旅游观光、艺术欣赏等,以达到怡神养性、防病健身吗?					
			A25.您了解修德怡神的方法包括精神乐观、意志坚强、心和寿长等吗?					
			A26.您了解以德健身思想可以使人坦荡无忧、内心安宁、获得积极的心理感受、建立良好和谐的人际关系等,从而增进身心健康吗?					
	良好的社会适应能力		A27.您了解春季是一年中养护肝脏最好的时间吗?					

续表

维度		条目内容	重要性评价					条目内容修改意见
			5	4	3	2	1	
知识	良好的社会适应能力	A28.您了解中药保健是利用中药天然的偏性调理人体气血阴阳的盛衰。服用中药应注意年龄、性别、体质、季节等差异吗？						
		A29.您了解人的生理功能活动随春夏秋冬四季的变更而发生有规律的变化，这个规律可以概括为春生、夏长、秋收、冬藏吗？						
		A30.您了解生活起居行为正确应该是日常生活中起床时间、三餐时间、就寝时间等都应有规律，并养成习惯吗？						
		A31.您了解社会适应能力包括能力得到充分发挥、有效扮演与身份相适应的角色、遵守社会规范三个方面吗？						
建议增/减条目								
态度		B01.您愿意相信中医药吗？						
		B02.您愿意尝试中医药保健品（如鸿茅药酒、虫草养生酒、风湿骨康片）吗？						
		B03.您愿意尝试中医药类的保健品（主要成分含中草药提取物）吗？						
		B04.您愿意体验一些中医养生保健调理服务（如按摩、刮痧等）吗？						
		B05.您愿意将学到的中医养生理论运用到日常生活吗？						
		B06.您愿意向家人或其他人推荐或介绍中医药相关知识吗？						
建议增/减条目								
行为		C01.您是否有就诊中医或者首选中医的情况？						
		C02.您会主动通过电视、报纸、书籍、手机等媒介关注中医养生类知识吗？						
		C03.您是否有定期进食含有中药的膳食补益身体的行为？						
		C04.您有选择适宜的中医传统养生功法（如八段锦、太极剑、五禽戏、易筋经等传统养生功法）并坚持练习的行为吗？						
		C05.过去一个月，您的吸烟状况？						
		C06.过去一个月，您的饮酒状况？						
		C07.过去一个月，您的体育锻炼状况？						
建议增/减条目								

附录四　2020 年居民中医药健康素养问卷（预调研）

广大居民朋友：

您好！非常感谢您能够参与本次问卷调查。本次调查目的是了解江西省居民的中医药健康素养知识、态度、行为现状，为政府及医疗卫生机构等相关部门开展居民中医药健康教育工作提供参考依据。此次调查采用无记名方式，调查数据仅限于本次研究，我们保证不会泄露您的任何信息，请您放心。您的回答对于我们的研究至关重要，如有任何疑问，请向调查员询问。再次感谢您的参与和配合！

注：请根据实际情况在相应选项处打"√"即可。

江西中医药大学经济与管理学院

第一部分　中医药健康素养

				知道	不确定	不知道
知识	身体健康		A01.您知道中医认为健康的状态应当是"形神合一"，在今天可以理解为躯体健康、心理健康、道德健康、良好的社会适应能力吗？			
		饮食	A02.您知道健康的饮食应当符合"五谷为养，五果为助，五畜为益，五菜为充"的要求，不要偏食偏嗜吗？			
			A03.您知道秋季自然界阳气渐收，阴气渐长，应当多吃滋阴润燥的食物，以防秋燥伤阴吗？			
			A04.您知道中医养生提倡饮食有节是指饭菜要吃到七分饱为宜吗？			
			A05.您知道饮食养生原则包含均衡饮食、五味调和、定时适量、顺应四时等吗？			
			A06.您知道中医饮食养生观念是早餐要吃好、午餐要吃饱、晚餐要吃少吗？			
		作息	A07.您知道睡眠可以调养人体的阳气，在春夏季节适当多运动，少睡眠；秋冬季节应当少活动，多睡眠吗？			
			A08.您知道夏季午睡，是保护阴液、减少损耗、抵御暑热的重要方法吗？			

续表

			知道	不确定	不知道
知识	身体健康	作息	A09. 您知道春季养生，为了顺应自然界阳气的展发疏泄运动，人应当将作息规律调整为早睡早起吗？			
			A10. 您知道睡眠的作用包括增强免疫、促进发育、消除疲劳等吗？			
			A11. 您知道较高的睡眠质量表现为入睡快、睡眠深、无起夜、白天工作效率高、不困倦吗？			
		运动	A12. 您知道运动养生是运用传统的体育运动方式进行锻炼，以活动筋骨、调节气息、静心宁神来畅达经络，达到增强体质、延年益寿的目的吗？			
			A13. 您知道运动对健康的好处包括保持合适的体重、预防慢性病、减轻心理压力、改善睡眠吗？			
			A14. 您知道饱餐后 1 小时之内不宜运动吗？			
			A15. 您知道世界卫生组织推荐的有益健康的身体活动是轻到中等强度、10 分钟以上、一天几次吗？			
			A16. 您知道太极拳、八段锦、五禽戏、易筋经等是中医倡导的运动养生功法吗？			
	心理健康		A17. 您知道通过修身、疏泄等措施及时排解不良情绪，保持心理平衡，可以使人体达到健康长寿的目的吗？			
			A18. 您知道心理健康人的认知、情绪、意志行为是一个完整的、和谐的统一体吗？			
			A19. 您知道评价心理健康的标准包括智力正常、情绪良好、人际和谐、适应环境、人格完整吗？			
			A20. 您知道心理卫生应从胎儿期抓起吗？			
			A21. 俗话说"笑一笑，十年少"，您知道良好的心理状态不仅有利于身体健康，也会延缓衰老，使人看起来更加健康吗？			
	道德健康		A22. 您知道中医主张善于养生的人以养德为主，调养为辅吗？			
			A23. 您知道中华传统文化历来重视道德的修养，并且认为道德修养和人体健康密切相关吗？			
			A24. 您知道中医养生的娱乐养生法是指各种娱乐活动，如琴棋书画、花木鸟鱼、旅游观光、艺术欣赏等，以达到怡神养性、防病健身吗？			
			A25. 您知道修德怡神的方法包括精神乐观、意志坚强、心和寿长等吗？			

			知道	不确定	不知道	
知识	道德健康	A26. 您知道以德健身思想可以使人坦荡无忧、内心安宁、获得积极的心理感受、建立良好和谐的人际关系等,从而增进身心健康吗?				
	良好的社会适应能力	A27. 您知道春季是一年中养护肝脏最好的时间吗?				
		A28. 您知道中药保健是利用中药天然的偏性调理人体气血阴阳的盛衰。服用中药应注意年龄、性别、体质、季节等差异吗?				
		A29. 您知道人的生理功能活动随春夏秋冬四季的变更而发生有规律的变化,这个规律可以概括为春生、夏长、秋收、冬藏吗?				
		A30. 您知道生活起居行为正确应该是日常生活中起床时间、三餐时间、就寝时间等都应有规律,并养成习惯吗?				
		A31. 您知道社会适应能力包括能力得到充分发挥、有效扮演与身份相适应的角色、遵守社会规范三个方面吗?				

		非常愿意	比较愿意	一般	基本不愿意	完全不愿意
信念	B01. 您愿意相信中医药吗?					
	B02. 您愿意尝试中医药类的保健品(主要成分含中草药提取物)吗?					
	B03. 您愿意体验一些中医养生保健调理服务(如按摩、刮痧等)吗?					
	B04. 您愿意相信掌握中医药相关知识对维护身体健康有帮助吗?					
	B05. 您愿意将学到的中医养生理论运用到日常生活吗?					
	B06. 您愿意向家人或其他人推荐或介绍中医药相关知识吗?					

		总是	经常	有时	偶尔	从不
行为	C01. 您是否有就诊中医或者首选中医的情况?					
	C02. 您会主动通过电视、报纸、书籍、手机等媒介关注中医养生类知识吗?					
	C03. 您是否有定期进食含有中药的膳食补益身体的行为?					
	C04. 您有选择适宜的中医传统养生功法(如八段锦、太极剑、五禽戏、易筋经等传统养生功法)并坚持练习的行为吗?					
	C05. 过去一个月,您的吸烟状况?					
	C06. 过去一个月,您的饮酒状况?					
	C07. 过去一个月,您的体育锻炼状况?					

第二部分　基本情况

序号	问题	选项	回答
D01	您的性别?	①男　②女	
D02	您的年龄?	① 15 ~ 24 岁　② 25 ~ 34 岁　③ 35 ~ 44 岁 ④ 45 ~ 54 岁　⑤ 55 ~ 64 岁　⑥ 65 ~ 69 岁	
D03	您的民族?	①汉族　②其他	
D04	您的婚姻状况?	①未婚　②在婚　③分居　④离异　⑤丧偶	
D05	您的文化程度?	①不识字或识字很少 ②初小 ③高中 / 职高 / 中专 ④大专 / 本科及以上	
D06	您的职业?	①公务员　②教师　③医务人员　④其他事业单位人员　⑤务农　⑥工人　⑦学生　⑧其他企业人员　⑨其他	
D07	过去一年,您家庭年收入?	① <1 万元　② 1 ~ 3 万元　③ 3 ~ 8 万元　④ 8 ~ 15 万元　④ >15 万元	
D08	您是本地户籍吗?	①是　②否	
D09	您参加医疗保险状况?	①公费医疗　②城镇职工医疗保险　③城乡居民基本医疗保险　④补充医疗保险　⑤无	
D10	您现在是否患有慢病?	①是　②否(跳过 A11)	
D11	您患有何种慢病?	①高血压　②心脏病　③脑血管疾病(如中风、脑梗塞、脑血栓)④糖尿病　⑤恶性肿瘤　⑥其他	
D12	在过去一年里,您认为自己的健康状况?	①好　②比较好　③一般　④比较差　⑤差	

附录五 2020 年居民中医药健康素养调查问卷（正式）

广大居民朋友：

您好！非常感谢您能够参与本次问卷调查。本次调查目的是了解江西省居民的中医药健康素养知识、态度、行为现状，为政府及医疗卫生机构等相关部门开展居民中医药健康教育工作提供参考依据。此次调查采用无记名方式，调查数据仅限于本次研究，我们保证不会泄露您的任何信息，请您放心。您的回答对于我们的研究至关重要，如有任何疑问，请向调查员询问。再次感谢您的参与和配合！

注：请根据实际情况在相应选项处打"√"即可。

江西中医药大学经济与管理学院

第一部分 中医药健康素养

				知道	不确定	不知道
知识	身体健康		A01. 您知道中医认为健康的状态应当是"形神合一"，在今天可以理解为躯体健康、心理健康、道德健康、良好的社会适应能力吗？			
		饮食	A02. 您知道健康的饮食应当符合"五谷为养，五果为助，五畜为益，五菜为充"的要求，不要偏食偏嗜吗？			
			A03. 您知道秋季自然界阳气渐收，阴气渐长，应当多吃滋阴润燥的食物，以防秋燥伤阴吗？			
			A04. 您知道饮食养生原则包含均衡饮食、五味调和、定时适量、顺应四时等吗？			
			A05. 您知道中医饮食养生观念是早餐要吃好、午餐要吃饱、晚餐要吃少吗？			
		作息	A06. 您知道睡眠可以调养人体的阳气，在春夏季节应适当多运动，少睡眠；秋冬季节应适当少活动，多睡眠吗？			
			A07. 您知道夏季午睡，是保护阴液、减少损耗、抵御暑热的重要方法吗？			
			A08. 您知道春季养生，为了顺应自然界阳气的展发疏泄运动，人应当将作息规律调整为早睡早起吗？			

续表

			知道	不确定	不知道
知识	身体健康	作息	A09. 您知道睡眠的作用包括增强免疫、促进发育、消除疲劳等吗？			
		运动	A10. 您知道运动对健康的好处包括保持合适的体重、预防慢性病、减轻心理压力、改善睡眠吗？			
			A11. 您知道饱餐后 1 小时之内不宜运动吗？			
			A12. 您知道世界卫生组织推荐的有益健康的身体活动是轻到中等强度、10 分钟以上、一天几次吗？			
			A13. 您知道太极拳、八段锦、五禽戏、易筋经等是中医倡导的运动养生功法吗？			
	心理健康		A14. 您知道通过修身、疏泄等措施及时排解不良情绪，保持心理平衡，可以使人体达到健康长寿的目的吗？			
			A15. 您知道心理健康人的认知、情绪、意志行为是一个完整的、和谐的统一体吗？			
			A16. 您知道评价心理健康的标准包括智力正常、情绪良好、人际和谐、适应环境、人格完整吗？			
			A17. 俗话说"笑一笑，十年少"，您知道良好的心理状态不仅有利于身体健康，也会延缓衰老，使人看起来更加健康吗？			
	道德健康		A18. 您知道中医主张善于养生的人以养德为主，调养为辅吗？			
			A19. 您知道中华传统文化历来重视道德的修养，并且认为道德修养和人体健康密切相关吗？			
			A20. 您知道中医养生的娱乐养生法是指各种娱乐活动，如琴棋书画、花木鸟鱼、旅游观光、艺术欣赏等，以达到怡神养性、防病健身吗？			
			A21. 您知道修德怡神的方法包括精神乐观、意志坚强、心和寿长等吗？			
	良好的社会适应能力		A22. 您知道春季是一年中养护肝脏最好的时间吗？			
			A23. 您知道中药保健是利用中药天然的偏性调理人体气血阴阳的盛衰。服用中药应注意年龄、性别、体质、季节等差异吗？			
			A24. 您知道人的生理功能活动随春夏秋冬四季的变更而发生有规律的变化，这个规律可以概括为春生、夏长、秋收、冬藏吗？			
			A25. 您知道社会适应能力包括能力得到充分发挥、有效扮演与身份相适应的角色、遵守社会规范三个方面吗？			

续表

		非常愿意	比较愿意	一般	基本不愿意	完全不愿意
信念	B01.您愿意相信中医药吗？					
	B02.您愿意尝试中医药类的保健品（主要成分含中草药提取物）吗？					
	B03.您愿意体验一些中医养生保健调理服务（如按摩、刮痧等）吗？					
	B04.您愿意相信掌握中医药相关知识对维护身体健康有帮助吗？					
	B05.您愿意将学到的中医养生理论运用到日常生活吗？					
	B06.您愿意向家人或其他人推荐或介绍中医药相关知识吗？					
		总是	经常	有时	偶尔	从不
行为	C01.您是否有就诊中医或者首选中医的情况？					
	C02.您会主动通过电视、报纸、书籍、手机等媒介关注中医养生类知识吗？					
	C03.您是否有定期进食含有中药的膳食补益身体的行为？					
	C04.您有选择适宜的中医传统养生功法（如八段锦、太极剑、五禽戏、易筋经等传统养生功法）并坚持练习的行为吗？					
	C05.过去一个月，您的吸烟状况？					
	C06.过去一个月，您的饮酒状况？					
	C07.过去一个月，您的体育锻炼状况？					

第二部分　基本情况

序号	问题	选项	回答
D01	您的性别？	①男　②女	
D02	您的年龄？	①15～24岁　②25～34岁　③35～44岁 ④45～54岁　⑤55～64岁　⑥65～69岁	
D03	您的民族？	①汉族　②其他	
D04	您的婚姻状况？	①未婚　②在婚　③分居　④离异　⑤丧偶	
D05	您的文化程度？	①不识字或识字很少　②初小　③高中/职高/中专 ④大专/本科及以上	
D06	您的职业？	①公务员　②教师　③医务人员　④其他事业单位人员　⑤务农　⑥工人　⑦学生　⑧其他企业人员　⑨其他	
D07	过去一年，您家庭年收入？	①<1万元　②1～3万元　③3～8万元 ④8～15万元　⑤>15万元	

序号	问题	选项	回答
D08	您是本地户籍吗?	①是　②否	
D09	您参加医疗保险状况?	①公费医疗　②城镇职工医疗保险　③城乡居民基本医疗保险　④补充医疗保险　⑤无	
D10	您现在是否患有慢病?	①是　②否（跳过 A11）	
D11	您患有何种慢病?	①高血压　②心脏病　③脑血管疾病（如中风、脑梗塞、脑血栓）　④糖尿病　⑤恶性肿瘤　⑥其他	
D12	在过去一年里，您认为自己的健康状况?	①好　②比较好　③一般　④比较差　⑤差	

附录六 2022年专家咨询表（第一轮）

尊敬的专家：

您好！

本课题组正在进行省级课题"居民中医药健康素养现状及影响因素研究——以江西为例"的研究工作。诚挚地邀请您为调查问卷设计、条目筛选提供宝贵的意见。

恳请您收到邮件后在一周内给予我们反馈，衷心感谢您的大力支持和帮助！

此致

敬礼！

"居民中医药健康素养现状及影响因素研究——以江西为例"课题组

第一部分 专家基本情况调查表

填表说明：

此调查只用于本研究咨询专家整体情况调查分析，并严格遵守保密原则。请根据您的真实情况在相应的空格内打"√"，谢谢您的支持与配合！

1. 您的姓名：

2. 您的性别：□男 □女

3. 您的出生年月：_____/___（如：1970/02）

4. 您的最高学位：□学士 □硕士 □博士

5. 您的工作单位：

6. 您的职称：□初级职称 □中级职称 □副高级职称 □正高级职称

7. 您主要从事的工作领域：

□中医类 □中药类 □中医文化类 □卫生事业管理类
□心理类 □其他_____

8. 您从事该领域研究的年限：□ 10 年以内　□ 11 ～ 15 年　□ 16 ～ 20 年
□ 20 年以上

9. 您是否为研究生导师：□是　　　　□否

10. 您对中医药健康素养的熟悉程度：□很熟悉　　□比较熟悉
□一般熟悉　　　□不太熟悉　　　□非常不熟悉

11. 对于"中医药健康素养"指标，请勾选以下判断依据对您判断的影响
程度：

判断依据	影响程度		
	大	中	小
理论分析	□	□	□
工作经验	□	□	□
国内外相关文献参考	□	□	□
主观感受	□	□	□

第二部分　居民中医药健康素养调查问卷条目评价

填写说明：

1. 本量表以社会认知理论和知信行理论为依据，从环境、主体（个人）、
行为三个方面测量居民中医药健康素养水平。调查问卷由环境、主体（中医药
基本理念和知识、中医药态度）、行为 4 个部分组成，共 47（17/10/5/15）个
条目构成。在环境部分，设置居民所处的社会环境和家庭环境 2 个二级指标；
主体（个人）部分，重点考察居民对中医药健康相关基本理念和知识的掌握程
度，以及对中医药的态度 2 个二级指标；行为部分考量的是居民对中医药的获
取、使用和扩散 3 个二级指标。调查对象选取江西省 15 周岁以上的常住居民。

2. 条目的重要性是指条目对于测评居民中医药健康素养水平的重要程度。
请您分别对各条目的重要性进行选择。1 为 1 分，依次为 2 分、3 分、4 分、5 分，
分数越高表示越重要。

3. 若需要修改、删除或增加条目，请您详细填写。

表 1 居民中医药健康素养调查问卷

维度			条目内容	重要性					建议修改条目	建议删除条目	建议增加条目
				1	2	3	4	5			
环境	社会环境	宣传活动 政策宣传	A01. 您所在的街道/社区(乡镇/村)/学校/工作单位是否有宣传支持中医药发展的政策文件?(没有或不知道请跳转A2) A.有 B.没有 C.不知道 A01-1.若有,主要有哪些(可多选): A.《中医药法》 B.《中医药发展战略规划纲要(2016—2030年)》 C.《关于加快中医药特色发展的若干政策措施》 D.《关于促进中医药传承创新发展的意见》 E.《"十四五"国民健康规划》 F.《"十四五"中医药发展规划》 G.其他_____								
		科普宣传	A02. 您所在的街道/社区(乡镇/村)/学校/工作单位是否有中医药健康知识宣传材料?(没有或不知道请跳转A3) A.有 B.没有 C.不知道 A02-2.若有,主要有哪些(可多选): A.报纸杂志等书籍 B.宣传栏(宣传墙) C.宣传广告 D.宣传标语(横幅) E.宣传手册(宣传单) F.其他								
		宣传的固定场所	A03. 您所在的街道/社区(乡镇/村)/学校/工作单位是否有专门宣传中医药健康知识的公共场所?(没有或不知道请跳转A4) A.有 B.没有 C.不知道 A03-1.若有,主要有哪些(可多选): A.基层医疗卫生服务中心 B.中医药博物馆 C.公园 D.中医药文化体验馆 E.中医药文化教育基地 F.其他								
		宣传的主题活动	A04. 您所在的街道/社区(乡镇/村)/学校/工作单位是否组织过科普中医药健康知识的主题活动?(没有或不知道请跳转A5) A.有 B.没有 C.不知道								

续表

维度			条目内容	重要性					建议修改条目	建议删除条目	建议增加条目
				1	2	3	4	5			
环境	社会环境	宣传活动 / 宣传的主题活动	A04-1. 若有，主要有哪些（可多选）：A. 中医免费问诊服务 B. 中医药知识讲座 C. 中医理疗活动（如针灸、推拿、拔罐等）D. 中医知识竞赛 E. 其他____								
		服务提供 / 服务项目	A05. 您所在街道/社区（乡镇/村）是否会提供中医药治疗、康复理疗等服务？（没有或不知道请跳转 A6）A. 社区卫生服务中心提供 B. 乡镇卫生院提供 C. 诊所提供 D. 村卫生室提供 E. 没有 F. 不知道								
			A05-1. 若有，主要有哪些（可多选）：A. 针灸/灸疗 B. 推拿按摩 C. 拔罐 D. 刮痧 E. 足疗 F. 汗蒸/熏蒸 G. 药浴/熏洗 H. 药膳 I. 正骨								
		针对人群	A06. 您所在街道/社区（乡镇/村）是否会为老年人提供专门的中医药治疗、康复理疗、养生保健等服务？A. 有 B. 没有 C. 不知道								
			A06-1. 若有，主要有哪些（可多选）：A. 针灸/灸疗 B. 推拿按摩 C. 拔罐 D. 刮痧 E. 足疗 F. 汗蒸/熏蒸 G. 药浴/熏洗 H. 药膳 I. 正骨								
			A07. 您周围的朋友、同事等人是否会接受中医药治疗、康复理疗、养生保健等服务？A. 有 B. 没有 C. 不知道								
	家庭环境	中医药氛围	A08. 您的家人是否会在日常生活中谈论中医药健康相关知识？（没有或不知道请跳转 A9）A. 有 B. 没有 C. 不知道								
			A08-1. 若有，一般多久谈论一次？A. 总是（几乎每天）B. 经常（每周至少一次）C. 有时（不是每周，但每月最少一次）D. 很少（不是每月，但有时）								

续表

维度		条目内容	重要性					建议修改条目	建议删除条目	建议增加条目
			1	2	3	4	5			
环境	家庭环境 / 中医药运用	A09. 您的家人是否会选择中医药方法来调理身体？ A. 有 B. 没有 C. 不知道								
		A09-1. 若有，主要有哪些（可多选）： A. 选择中医药防治疾病 B. 选择药膳或食疗养生 C. 选择针灸、推拿、按摩等中医养生保健方法 D. 选择服用中医药保健品 E. 其他								
中医药基本理念和知识	中医哲学基础 （气一元论/阴阳学说/五行学说/中医治未病思想）	B01. 关于中医哲学相关概念，以下说法正确的是：（多选题） A. 中医俗话的"通则不痛，痛则不通"，其含义是如果气血畅通就不会疼痛，疼痛就说明气血不通 B. 人体疾病发生发展的根本原因是阴阳失调 C. 自然因素（如光照、温度、湿度等）对人体五脏六腑的功能有影响 D. 中医治未病思想主要包括三个阶段：一是"未病先防"（预防疾病的发生）；二是"既病防变"（防止疾病的发展）；三是"瘥后防复"（防止疾病的复发） E. 不知道								
	中医的健康观念	B02. 关于健康的概念，描述完整的是： A. 健康就是体格强壮，没有疾病 B. 健康就是心理素质好、体格强壮 C. 健康不仅是没有疾病，而是身体、心理和社会适应的完好状态 D. 不知道								

维度		条目内容	重要性					建议修改条目	建议删除条目	建议增加条目
			1	2	3	4	5			
中医药基本理念和知识 中医养生保健理念与方法	常用养生保健理论	B03. 根据中医养生保健理论，以下说法错误的是： A. 人的七情（喜、怒、忧、思、悲、恐、惊）与自身的内脏相关联，七情太过则会损伤五脏 B. 我们应该根据自然界与人体阴阳气变化的规律，采取相应的养生方法，如春养肝，夏养心、长夏养脾，秋养肺，冬养肾 C. 妇女有月经期，妊娠期，哺乳期和更年期等生理周期，特别是保健都是一样的 D. 冬季应适当进补，多食用一些偏于温热的食物，以增强机体的御寒能力 E. 练习中医传统保健项目（如太极拳，八段锦，五禽戏，六字诀等）可以维护健康，增强体质，延长寿命，延缓衰老 F. 夏季午睡，是保护阴液，减少损耗，抵御暑热的重要方法 G. 不知道								
	顺时养生（节气）	B04. 端午节处于小满与夏至之间，为夏节。此时自然界阴阳交替，正是多种传染病的发病高峰，端午节挂艾蒿有什么作用？ A. 温经散寒 B. 生津止渴 D. 辟邪驱虫 D. 舒筋活络 E. 不知道								
	中医养生保健方法	B05. 以下关于养生和疾病防治特色方法的表述，错误的是： A. 足浴有较好的养生保健功效 B. 涌泉穴是肾经的首穴，正确刺激具有增强体质、延年益寿的作用 C. 刮痧可以活血、舒筋、通络、解郁、散邪 D. 小儿和孕妇也可以艾灸 E. 不知道								

续表

维度		条目内容	重要性					建议修改条目	建议删除条目	建议增加条目
			1	2	3	4	5			
中医养生保健理念与方法	中医养生保健方法	B06. 以下对简易养生保健方法作用错误的是： A. 搓面法是常用中医养生保健方法之一，正确使用可以流通气血，使面部红润光泽，消除疲劳 B. 叩齿法是把牙齿上下叩合，先叩白齿，再叩前齿，有助于牙齿坚固 C. 梳发法的做法是双手十指插入发间，用手指梳头，从前到后搓揉头部，有助于消化 D. 运目法：将眼睛球自左至右转动10余次，再自右至左转动10余次，然后闭目休息片刻，每日做4～5次，可以清肝明目 E. 不知道								
	代表著作	B07. 下列哪个不是古代中医药方面的经典古籍？ A.《黄帝内经》 B.《诗经》 C.《本草纲目》 D.《伤寒杂病论》 E. 不知道								
中医药基本理念和知识	中医诊断方法	B08. 中医诊断疾病的四种基本方法是望、闻、问、切。您认为这种说法？ A. 正确 B. 错误 C. 不知道								
	中药基本知识	B09. 关于中药的基本知识，下列说法错误的是： A. 中药的五味是"酸苦甘辛咸" B. 中药炮制可以达到"减毒增效"（减少毒性、增强药效）的效果 C. 煎服中药应应使用铝、铁质煎煮器 D. 中药配伍禁忌称为十八反或十九畏，主要是指十八种或者十九种药物，它们之间如果配合应用会使药物的作用消弱或者产生毒副作用 E. 不知道 B10. 下列哪项不是用于益气补虚的补气药？ A. 党参 B. 黄芪 C. 核桃 D. 山药								

续表

维度		条目内容	重要性					建议修改条目	建议删除条目	建议增加条目
			1	2	3	4	5			
中医药态度	信任情况	B11. 您认为学习到的中医药相关知识对自身有帮助吗？ A. 非常有帮助　B. 比较有帮助　C. 一般　D. 不太有帮助　E. 完全没帮助								
	选择意愿	B12. 您愿意选择中医药方法来治疗疾病吗？ A. 非常愿意　B. 比较愿意　C. 一般　D. 不太愿意　E. 不愿意								
		B13. 您愿意体验中医养生保健服务吗？ A. 非常愿意　B. 比较愿意　C. 一般　D. 不太愿意　E. 不愿意								
		B13-1. 若愿意，主要愿意体验哪些服务（可多选）： A. 尝试中医药保健品（如虫草养生酒、风湿骨康片等） B. 简易养生保健方法（如叩齿法、闭口调息法、搓面法、梳发等） C. 针灸/灸疗　D. 推拿按摩　E. 拔罐　F. 刮痧　G. 足疗 H. 汗蒸/熏蒸　I. 药浴/熏洗　J. 药膳　K. 正骨　L. 其他								
	传播意愿	B14. 您常愿意向其他人介绍或推荐中医药健康知识吗？ A. 非常愿意　B. 比较愿意　C. 一般　D. 不太愿意　E. 不愿意								
行为	中医获取—获取途径	C01. 您是否会通过某种途径获取中医药健康相关知识？（从不请跳转 C2） A. 总是　B. 经常　C. 有时　D. 很少　E. 从不								
		C01-1. 若有，一般会通过哪些途径（可多选）： A. 科普读物（如图书、报纸、杂志等） B. 音像材料（如电视节目或广播） C. 互联网（如手机、电脑、平板等） D. 中医药知识科普活动（如坐诊、义诊、知识竞赛） E. 社区/街道/村　F. 身边的亲朋好友 G. 医疗机构　H. 其他								

续表

维度		条目内容	重要性					建议修改条目	建议删除条目	建议增加条目
			1	2	3	4	5			
行为	中医获取	获取途径	C02. 您是否参加过中医药健康知识的宣传活动（如义诊、中医药知识讲座、中医宣传技术体验）？ A.总是（几乎每天） B.经常（每周至少一次） C.有时（不是每周，但每月最少一次） D.很少（不是每月，但有时） E.从不								
			C03. 您是否参观游览过宣传中医药健康知识的公共场所（如博物馆、公园、中医药文化体验馆、教育基地等）？ A.总是 B.经常 C.有时 D.很少 E.从不								
	中医使用	中医药使用	C04. 您是否会首选中医就诊？（从不请跳转C5） A.总是 B.经常 C.有时 D.很少 E.从不								
			C04-1. 您一般会在什么情况下会选择中医就诊（可多选）： A.经过西医治疗但效果不理想时才会选择中医就诊 B.觉得所患疾病中医治疗效果好时 C.想要调理身体，养生保健时选择中医就诊 D.医疗机构/医生有熟人推荐 E.其他								
		中医养生保健技能	C05. 您是否接受过中医养生保健服务（如针灸、推拿、正骨、刮痧等）？ A.每周至少一次 B.不是每周，但每月最少一次 C.有时（不是每月，但必要时才去） D.没有								
			C06. 您是否会足浴或在家泡脚？ A.总是（几乎每天） B.经常（每周至少一次） C.有时（不是每周，但每月最少一次） D.很少（不是每月，但有时） E.没有								
			C07. 您是否会使用至少一种简易养生保健方法（叩齿法、闭口调息法、咽津法、搓面法、梳发、运目法、提气法、摩腹法、足心按摩法）？ A.总是（几乎每天） B.经常（每周至少一次） C.有时（不是每周，但每月最少一次） D.很少（不是每月，但有时） E.没有								

续表

维度		条目内容	重要性					建议修改条目	建议删除条目	建议增加条目
			1	2	3	4	5			
行为	中医使用 情志	C08. 您是否会有意识地通过控制和调节情绪来达到身心安宁、情绪愉快？ A.总是（几乎每天） B.经常（每周至少一次） C.有时（不是每周，但每月最少一次） D.很少（不是每月，但有时） E.没有								
	起居	C09. 您是否起居有常并坚持之以恒（如顺应晨昏夜和春夏秋冬的变化规律，春季夏季晚睡早起，秋季早睡早起，冬季早睡晚起）？ A.总是（几乎每天） B.经常（每周至少一次） C.有时（不是每周，但每月最少一次） D.很少（不是每月，但有时） E.没有								
	饮食	C10. 您是否会进食含有中药补益身体的行为？ A.总是（几乎每天） B.经常（每周至少一次） C.有时（不是每周，但每月最少一次） D.很少（不是每月，但有时） E.没有								
	运动	C11. 您是否会练习中医传统养生功法（如八段锦、太极、气功、易筋经、五禽戏等）？ A.总是（几乎每天） B.经常（每周至少一次） C.有时（不是每周，但每月最少一次） D.很少（不是每月，但有时） E.没有								
	行为扩散 主动	C12. 您是否会向其他人介绍或推荐中医药健康知识？ A.总是 B.经常 C.有时 D.很少 E.没有								
	被动	C13. 您是否会接受他人向你介绍或推荐中医药健康知识？ A.总是 B.经常 C.有时 D.很少 E.没有								

附录七　2022 年专家咨询表（第二轮）

尊敬的专家：

　　您好！

　　感谢您在第一轮咨询中提出宝贵意见，对修改问卷具有重大的指导意义，根据您及其他 13 位专家的意见，课题组对该问卷的条目做出了相应的调整。首先，根据第一轮专家咨询评价结果和修改意见，经课题组讨论合并意思相近或重复的条目，删除得分较低或建议删除的条目；其次，对该量表中的有歧义或表述不正确的条目进行修改、调整；最后，该量表的条目由 47 条调整为 31 条，减少调查对象填写问卷的时间。

　　本量表将居民中医药健康素养与社会认知理论相结合，划分为环境、主体、行为 3 个部分。根据知信行理论、行动者网络理论分为环境、中医药知识、中医药态度、行为 4 个一级指标，社会环境、家庭环境、中医药基本知识、中医药态度、获取、使用、扩散 7 个二级指标。因考虑问卷的自变量和因变量，故将环境部分作为自变量，主体和行为作为因变量，知识、态度和行为设置为评价居民中医药素养水平的主要维度。

　　本轮为量表的第二轮专家咨询，请您将一、二、三级指标均按重要程度分为非常重要、重要、一般重要、不太重要、不重要，并分别赋予相应的分值 5 分、4 分、3 分、2 分、1 分；以及您对量表判断的依据及其判断依据的影响程度、您对该量表条目的重要性做出评价，并做出相应的标记。请您在认为合适的栏中填写相应的分值（每项只选一个答案）。若您认为该指标有不同意见，请在"修改意见"栏内说明。您的建议和意见，将会作为修改问卷的重要依据。再次感谢您对本研究的支持，谢谢！

　　恳请您收到邮件后在一周内给予我们反馈，衷心感谢您的大力支持和帮助！

　　此致

敬礼！

　　　　　　　"居民中医药健康素养现状及影响因素研究——以江西为例"课题组

表 1 一级指标设置与评价表

评价指标	重要性	需增/修指标	判断依据与影响程度			
			理论分析	工作经验	文献参考	主观感受
一级指标	5- 非常重要 4- 很重要 3- 一般重要 2- 不太重要 1- 不重要		3- 影响很大 2- 影响一般 1- 影响很小	3- 影响很大 2- 影响一般 2- 影响很小	3- 影响很大 2- 影响一般 3- 影响很小	3- 影响很大 2- 影响一般 4- 影响很小
环境						
中医药知识						
中医药态度						
行为						

表 2 二级指标设置与评价表

评价指标		重要性	需增/修指标	判断依据与影响程度			
				理论分析	工作经验	文献参考	主观感受
一级指标	二级指标	5- 非常重要 4- 很重要 3- 一般重要 2- 不太重要 1- 不重要		3- 影响很大 2- 影响一般 1- 影响很小	3- 影响很大 2- 影响一般 2- 影响很小	3- 影响很大 2- 影响一般 3- 影响很小	3- 影响很大 2- 影响一般 4- 影响很小
环境	社会环境						
	家庭环境						
中医药知识	中医基础知识						
	中医养生保健知识						
	中药基础知识						
中医药态度	信任情况						
	选择意愿						
	传播意愿						
行为	获取						
	使用						
	扩散						

表 3　三级指标设置与评价表—环境部分

评价指标		重要性	需增/修指标	判断依据与影响程度			
				理论分析	工作经验	文献参考	主观感受
二级指标	三级指标	5-非常重要 4-很重要 3-一般重要 2-不太重要 1-不重要		3-影响很大 2-影响一般 1-影响很小	3-影响很大 2-影响一般 2-影响很小	3-影响很大 2-影响一般 3-影响很小	3-影响很大 2-影响一般 4-影响很小
社会环境	中医药宣传						
	中医药服务提供						
家庭环境	中医药氛围						
	中医药运用						

表 4　三级指标设置与评价表—行为部分

评价指标		重要性	需增/修指标	判断依据与影响程度			
				理论分析	工作经验	文献参考	主观感受
二级指标	三级指标	5-非常重要 4-很重要 3-一般重要 2-不太重要 1-不重要		3-影响很大 2-影响一般 1-影响很小	3-影响很大 2-影响一般 2-影响很小	3-影响很大 2-影响一般 3-影响很小	3-影响很大 2-影响一般 4-影响很小
获取	获取途径						
使用	中医就诊选择						
	中医养生保健						
扩散	主动						
	被动						

表 5　居民中医药健康素养调查问卷—环境部分

评价指标		条目	重要性 5– 非常重要 4– 很重要 3– 一般重要 2– 不太重要 1– 不重要	建议修改条目	建议删除条目	建议增加条目
三级指标	四级指标					
中医药宣传	宣传方式	A01.您所在的街道/社区（乡镇/村）/学校/工作单位通过以下哪些方式宣传中医药健康知识：（多选题）①发放图书、报纸、杂志、手册等中医药宣传材料②设置宣传栏（宣传墙）、宣传标语、横幅③投放电子宣传屏（宣传广告）④运用网站、微博、微信、短视频等新媒体⑤举办校园/社区中医药文化主题活动（如科普讲座、中医药展览展示、中医药健康文化知识竞赛、中医药制作体验等）⑥开展中医义诊咨询⑦中医药适宜技术体验（如艾灸、拔罐、针灸、推拿等）⑧其他＿＿＿＿　　⑨没有　　⑩不知道				
	宣传场所	A02.您所在的街道/社区（乡镇/村）/学校/工作单位等专门宣传中医药健康知识的公共场所主要是：（可多选）①中医药博物馆　　②中医药文化体验馆③中医药文化教育基地　　④公园　　⑤基层医疗卫生机构　　⑥药店　　⑦其他＿＿＿＿⑧没有　　⑨不知道				
中医药服务提供	服务项目	A03.您所在街道/社区（乡镇/村）的社区卫生服务中心提供中医药服务吗（包括中医药预防、医疗、保健、康复、健康教育）？①提供　　②不提供　　③不清楚				
	针对人群	A04.您身边 65 岁以上居民是否接受过每年一次的中医药健康管理服务？①有　　②没有　　③不知道				
		A05.您身边 0～3 岁儿童的家长是否接受过儿童中医药健康指导？①有　　②没有　　③不知道				
中医药氛围		A06.您家人在日常生活中谈论中医药健康相关话题的频次是：①总是（几乎每天）　　②经常（每周至少一次）③有时（不是每周，但每月最少一次）④很少（不是每月，但有时）　　⑤从不				

评价指标		条目	重要性 5- 非常重要 4- 很重要 3- 一般重要 2- 不太重要 1- 不重要	建议修改条目	建议删除条目	建议增加条目
三级指标	四级指标					
中医药运用		A07.您家人是否会接受中医药的诊疗、康复、养生保健服务? ①会　②不会　③不知道				

表6　居民中医药健康素养调查问卷—中医药知识部分

评价指标		条目	重要性 5- 非常重要 4- 很重要 3- 一般重要 2- 不太重要 1- 不重要	建议修改条目	建议删除条目	建议增加条目
二级指标	三级指标					
中医基础知识	中医基础理论	B01.关于中医基础理论,以下说法正确的是:(多选) ①中医俗语的"通则不痛",是指气血畅通就不会疼痛 ②中医养生的理念是顺应自然、阴阳平、因人而异 ③自然因素(如光照、温度、湿度等)对人体五脏六腑的功能有影响 ④中医"治未病"思想是预防疾病的发生、防止疾病的发展、防止疾病的复发 ⑤不知道				
	中医健康观念	B02.中医认为健康的状态应当是"形神合一",主要包括哪些:(多选) ①躯体健康　②心理健康　③道德健康 ④良好的社会适应能力　⑤不知道				
中医养生保健知识	常用养生保健理论	B03.根据中医养生保健理论,以下说法正确的是:(多选) ①人的七情(喜、怒、忧、思、悲、恐、惊)太过则会损伤身体 ②中医强调春养肝、夏养心、长夏养脾、秋养肺、冬养肾 ③冬季应适当进补,以增强机体的御寒能力 ④练习中医传统保健项目有益健康长寿 ⑤夏季午睡,是保护阴液、减少损耗、抵御暑热的重要方法 ⑥不知道				

续表

评价指标		条目	重要性 5– 非常重要 4– 很重要 3– 一般重要 2– 不太重要 1– 不重要	建议修改条目	建议删除条目	建议增加条目
二级指标	三级指标					
中医养生保健知识	顺时养生	B04.端午节处于小满与夏至之间，为夏节。此时自然界阴阳交替，正是多种传染病的发病高峰，端午节挂艾蒿有什么作用？ ①辟邪驱虫　②温经散寒　③生津止渴　④舒筋活络　⑤不知道				
	中医养生保健方法	B05.下列关于养生和疾病防治特色方法的表述，正确的是：(多选) ①泡脚可以促进血液循环、改善睡眠、缓解疲劳 ②刮痧可以活血、舒筋、通络、解郁、散邪 ③小儿和孕妇可以艾灸，但应注意穴位的选择 ④推拿按摩可调理脏腑、疏通经络、促进气血运行、缓解疲劳 ⑤不知道				
		B06.下列不属于"药食两用"的中药有： ①八角茴香　②鱼腥草　③绿豆　④红豆杉　⑤枸杞　⑥不知道				
中药基础知识		B7.关于中药的基本知识，下列说法正确的是：(多选) ①中药的五味是"酸苦甘辛咸" ②中药炮制可以达到"减毒增效"（减少毒性、增强药效）的效果 ③煎服中药应使用铝、铁质煎煮容器 ④中药配伍禁忌称为十八反或十九畏，主要是指十八种或十九种药物，它们之间如果配合应用会使原来的作用消弱或者产生毒副作用 ⑤不知道				
		B08.下列哪项不是用于益气补虚的补气药? ①党参　②黄芪　③黄连　④山药 ⑤不知道				

表 7　居民中医药健康素养调查问卷—中医药态度部分

评价指标	条目	重要性 5- 非常重要 4- 很重要 3- 一般重要 2- 不太重要 1- 不重要	建议修改条目	建议删除条目	建议增加条目
二级指标					
信任情况	B09.您认为学习中医药相关知识对自身健康有帮助吗? ①非常有帮助　②比较有帮助　③一般 ④不太有帮助　⑤完全没帮助				
选择意愿	B10.您愿意选择中医药治疗疾病吗? ①非常愿意　②比较愿意　③一般　④不太愿意　⑤不愿意				
	B11.您愿意体验中医养生保健服务吗? (选 "④⑤" 跳选 B12) ①非常愿意　②比较愿意　③一般　④不太愿意　⑤不愿意				
	B11-1.若愿意, 主要愿意体验哪些服务:(可多选) ①养生推拿按摩技术　②养生针刺技术 ③养生灸技术　④养生拔罐技术　⑤刮痧技术　⑥足浴　⑦中药药浴　⑧药物熏蒸　⑨药物热敷　⑩其他				
传播意愿	B12.您愿意向其他人介绍或推荐中医药健康知识吗? ①非常愿意　②比较愿意　③一般　④不太愿意　⑤不愿意				

表 8　居民中医药健康素养调查问卷—行为部分

评价指标		条目	重要性 5– 非常重要 4– 很 重 要 3– 一般重要 2– 不太重要 1– 不重要	建议修改条目	建议删除条目	建议增加条目
三级指标	四级指标					
获取途径		C01.您获取中医药健康相关知识的频率是：（选"从不"请跳转 C2） ①总是　②经常　③有时　④很少　⑤从不				
		C01-1.您一般通过哪些途径获取中医药健康相关知识？（可多选） ①科普读物（如图书、报纸、杂志等） ②音像材料（如中医药题材节目、纪录片、广播等） ③互联网（如网站、微博、微信、短视频等） ④社区/街道/村/学校的中医药文化宣传活动（如中医药科普讲座、中医义诊、中医药适宜技术体验、中医药知识竞赛、中医药展览展示等） ⑤公共场所（如中医药博物馆、中医药文化体验馆、公园等） ⑥医疗机构、药店等 ⑦身边的亲朋好友 ⑧其他				
中医就诊选择		C02.您是否有中医就诊的情况？（选"从不"请跳转 C4） ①总是　②经常　③有时　④很少　⑤从不				
		C02-1.您一般在什么情况下选择中医就诊？（可多选） ①经西医治疗无好转，选择中医 ②认为中医比西医治疗效果更好 ③选择中医目的是调理身体，养生保健 ④熟人推荐 ⑤其他_____				
中医养生保健	中医养生保健服务	C03.您一般多久接受一次中医养生保健服务（如针灸、拔罐、推拿等）？ ①总是（每周至少一次）　②经常（每两周至少一次）　③有时（每月最少一次）　④很少（必要时才去）　⑤从不				

| 评价指标 | | | 重要性 | | | |
三级指标	四级指标	条目	5-非常重要 4-很 重 要 3-一般重要 2-不太重要 1-不重要	建议修改条目	建议删除条目	建议增加条目
中医养生保健	情志	C04.当遇见令您情绪波动较大的事情时，您是否能控制好情绪？ ①完全能　②经常能　③部分能 ④偶尔能　⑤不能				
	起居	C05.您会每天午睡吗？ ①总是　②经常　③有时 ④很少　⑤从不				
	饮食	C06.您会有意识地进食药膳或中药茶饮来补益身体吗？ ①总是（1周3次及以上）　②经常（每周1～2次）　③有时（每两周最少1次） ④很少（不是每月，但有时）　⑤从不				
	运动	C07.您会练习中医传统养生功法吗（如八段锦、太极、气功、易筋经、五禽戏等）？ ①总是（几乎每天）　②经常（每周至少1次）　③有时（不是每周，但每月最少1次） ④很少（不是每月，但有时）　⑤从不				
主动		C08.您会向他人介绍或推荐中医药健康知识吗？ ①有机会就推荐　②经常　③有时 ④很少　⑤从不				
被动		C09.您会从他人那获取中医药健康知识吗？ ①有机会就接受　②经常　③有时 ④很少　⑤从不				

附录八　2022年居民中医药健康素养调查问卷（初稿）

广大居民朋友：

您好！本课题组正在开展2022年江西省居民中医药健康素养调查，目的是了解江西省居民中医药健康知识普及情况和居民中医药健康素养水平。非常感谢您能够参与本次问卷调查，您的参与对我们非常重要，回答的内容将会被严格保密，不会对个人产生任何不利影响。调查结果是评价我国中医药健康知识普及工作和居民中医药健康素养水平的重要依据，也是制定中医药健康知识普及政策的主要参考。

请您仔细阅读题目并认真作答，感谢您的支持和配合！

"居民中医药健康素养现状及影响因素研究——以江西为例"课题组

居民中医药健康素养调查问卷

一、中医药环境

A01. 您所在的街道/社区（乡镇/村）/学校/工作单位通过以下哪些方式宣传中医药健康知识：（可多选）

①发放图书、报纸、杂志、手册等中医药宣传材料

②设置宣传栏（宣传墙）、宣传标语、横幅

③投放电子宣传屏（宣传广告）

④运用网站、微博、微信、短视频等新媒体

⑤举办校园/社区中医药文化主题活动（如科普讲座、中医药展览展示、中医药健康文化知识竞赛、中医药制作体验等）

⑥开展中医义诊咨询

⑦中医药适宜技术体验（如艾灸、拔罐、针灸、推拿等）

⑧其他

⑨没有

⑩不知道

A02. 您所在的街道/社区（乡镇/村）/学校/工作单位是否有专门宣传中医药健康知识的公共场所？

①有　　②没有　　③不知道

A03. 您所在街道/社区（乡镇/村）的社区卫生服务中心是否提供中医药服务（包括中医药预防、医疗、保健、康复、健康教育）？

①提供　　②不提供　　③不清楚

A04. 您身边 65 岁以上居民是否接受过每年一次的中医药健康管理服务？（中医药健康管理服务包括中医体质辨识和中医药保健指导。中医体质辨识：按照老年人中医药健康管理服务记录表前 33 项问题采集信息，根据体质判定标准进行体质辨识，并将辨识结果告知服务对象。中医药保健指导：根据不同体质从情志调摄、饮食调养、起居调摄、运动保健、穴位保健等方面进行相应的中医药保健指导。）

①有　　②没有　　③不知道

A05. 您身边 0 ～ 3 岁儿童的家长是否接受过儿童中医药健康指导？（儿童中医药健康指导包括向家长提供儿童中医饮食调养、起居活动指导；在儿童6、12 月龄给家长传授摩腹和捏脊方法；在 18、24 月龄传授按揉迎香穴、足三里穴的方法；在 30、36 月龄传授按揉四神聪穴的方法。）

①有　　②没有　　③不知道

A06. 您家人在日常生活中谈论中医药健康相关话题的情况是：

①总是（几乎每天）　　②经常（每周至少一次）　　③有时（不是每周，但每月最少一次）　④很少（不是每月，但有时）　⑤从不

A07. 您家人是否会接受中医药的诊疗、康复、养生保健服务？

①会　　②不会　　③不知道

二、中医药基本知识

B01. 关于中医基础理论，以下说法正确的是：（多选）

①中医俗语的"通则不痛"，是指气血畅通就不会疼痛

②中医养生的理念是顺应自然、阴阳平、因人而异

③自然因素（如光照、温度、湿度等）对人体五脏六腑的功能有影响

④中医"治未病"思想是预防疾病的发生、防止疾病的发展、防止疾病的复发

⑤不知道

B02. 中医认为健康的状态应当是"形神合一"，主要包括哪些：（多选）

①躯体健康　　②心理健康　　③道德健康　　④良好的社会适应能力　　⑤不知道

B03. 根据中医养生保健理论，以下说法正确的是：（多选）

①人的七情（喜、怒、忧、思、悲、恐、惊）太过则会损伤身体

②中医强调春养肝、夏养心、长夏养脾、秋养肺、冬养肾

③冬季应适当进补，以增强机体的御寒能力

④练习中医传统保健项目有益健康长寿

⑤夏季午睡，是保护阴液、减少损耗、抵御暑热的重要方法

⑥不知道

B04. 端午节处于小满与夏至之间，为夏节。此时自然界阴阳交替，正是多种传染病的发病高峰，端午节挂艾蒿有什么作用？

①辟邪驱虫　　②温经散寒　　③生津止渴　　④舒筋活络　　⑤不知道

B05. 下列关于养生和疾病防治特色方法的表述，正确的是：（多选）

①泡脚可以促进血液循环、改善睡眠、缓解疲劳

②刮痧可以活血、舒筋、通络、解郁、散邪

③小儿和孕妇可以艾灸，但应注意穴位的选择

④推拿按摩可调理脏腑、疏通经络、促进气血运行、缓解疲劳

⑤不知道

B06. 下列不属于"药食两用"的中药有：

①八角茴香　　②鱼腥草　　③绿豆　　④红豆杉　　⑤枸杞　　⑥不知道

B07. 关于中药的基本知识，下列说法正确的是：（多选）

①中药的五味是"酸苦甘辛咸"

②中药炮制可以达到"减毒增效"（减少毒性、增强药效）的效果

③煎服中药应使用铝、铁质煎煮容器

④中药配伍禁忌称为十八反或十九畏，主要是指十八种或十九种药物，它们之间如果配合应用会使原来的作用消弱或者产生毒副作用

⑤不知道

B08. 下列哪项不是用于益气补虚的补气药？

①党参　　②黄芪　　③黄连　　④山药　　⑤不知道

三、中医药态度

B09. 您认为学习中医药相关知识对自身健康有帮助吗？
①非常有帮助　②比较有帮助　③一般
④不太有帮助　⑤完全没帮助

B10. 您愿意选择中医药治疗疾病吗？
①非常愿意　②比较愿意　③一般　④不太愿意　⑤不愿意

B11. 您愿意体验中医养生保健服务吗？（选"④⑤"跳选 B12）
①非常愿意　②比较愿意　③一般　④不太愿意　⑤不愿意

B11-1. 若愿意，主要愿意体验哪些服务：（可多选）
①养生推拿按摩技术　②养生针刺技术　③养生灸技术　④养生拔罐技术　⑤刮痧技术　⑥足浴　⑦中药药浴　⑧药物熏蒸　⑨药物热敷　⑩其他

B12. 您愿意向其他人介绍或推荐中医药健康知识吗？
①非常愿意　②比较愿意　③一般　④不太愿意　⑤不愿意

四、行为

C01. 您获取中医药健康相关知识的情况是：（选"⑤"请跳转 C2）
①总是（有机会就获取）　②经常　③有时　④很少　⑤从不

C01-1. 您一般通过哪些途径获取中医药健康相关知识？（可多选）
①科普读物（如图书、报纸、杂志等）
②音像材料（如中医药题材节目、纪录片、广播等）
③互联网（如网站、微博、微信、短视频等）
④社区／街道／村／学校的中医药文化宣传活动（如中医药科普讲座、中医义诊、中医药适宜技术体验、中医药知识竞赛、中医药展览展示等）
⑤公共场所（如中医药博物馆、中医药文化体验馆、公园等）
⑥医疗机构、药店等
⑦身边的亲朋好友
⑧其他

C02. 您一般多久参加一次中医药健康知识宣传活动？（如义诊、中医药知识讲座、中医适宜技术体验）

①总是（每周至少一次）　　②经常（每两周至少一次）

③有时（每月最少一次）　　④很少（不是每月，但有时）　　⑤从不

C03. 您会选择中医就诊吗？（选"从不"请跳转 **C4**）

①总是　　②经常　　③有时　　④很少　　⑤从不

C03-1. 您一般在什么情况下选择中医就诊？（可多选）

①经西医治疗无好转，选择中医

②认为中医比西医治疗效果更好

③选择中医目的是调理身体，养生保健

④熟人推荐

⑤其他

C04. 您一般多久接受一次中医养生保健服务（如针灸、拔罐、推拿等）？

①总是（每周至少一次）　　②经常（每两周至少一次）

③有时（每月最少一次）　　④很少（必要时才去）　　⑤从不

C05. 您泡脚的情况是：

①总是（每周至少一次）　　②经常（每两周至少一次）

③有时（每月最少一次）　　④很少（不是每月，但有时）　　⑤从不

C06. 当遇见令您情绪波动较大的事情时，您能控制好情绪吗？

①完全能　　②经常能　　③部分能　　④偶尔能　　⑤不能

C07. 您睡午觉的情况是：

①总是　　②经常　　③有时　　④很少　　⑤从不

C08. 您会有意识地进食药膳或中药茶饮来补益身体吗？

①总是（一周三次及以上）　　②经常（每周 1～2 次）

③有时（每两周最少一次）　　④很少（不是每月，但有时）　　⑤从不

C09. 您会练习中医传统养生功法吗（如八段锦、太极、气功、易筋经、五禽戏等）？

①总是（几乎每天）　　②经常（每周至少一次）　　③有时（不是每周，但每月最少一次）　　④很少（不是每月，但有时）　　⑤从不

C10. 您会向他人介绍或推荐中医药健康知识吗？

①有机会就推荐　　②经常　　③有时　　④很少　　⑤从不

五、个人基本情况

D01. 性别：①男　　②女

D02. 出生年月：

D03. 民族：①汉族　　②其他

D04. 现居地：①城市　　②镇　　③乡村

D05. 文化程度：①不识字或识字很少　　②小学　　③初中　　高中 / 中专 / 职高　　④大专 / 本科　　⑤硕士及以上

D06. 婚姻状况：①未婚　　②已婚，并与配偶一同居住　　③已婚，但因职业等原因与配偶暂时没有生活在一起　　④离异　　⑤丧偶

D07. 就业状况：①在业　　②离退休　　③在校学生　　④无业　　⑤失业

D08. 从事的职业：①公务员 / 事业单位工作人员　　②教师　　③医务工作人员　　④学生　　⑤自由职业者（如作家 / 艺术家 / 摄影师 / 导游等）⑥家庭主妇 / 主夫　　⑦农民　　⑧工人　　⑨其他企业人员　　⑩其他

D09. 是否参加社会医疗 / 养老保险，或购买商业保险？
①公费医疗　　②城乡居民医疗保险　　③城镇职工医疗保险　　④补充医疗保险　　⑤社会基本养老保险　　⑥商业保险　　⑦无

D10. 家庭常住人口数：

D11. 家庭月收入：① 2000 元以下　　② 2000 ～ 5000 元　　③ 5000 ～ 8000 元　　④ 8000 ～ 11000 元　　⑤ 11000 以上

D12. 您现在是否有慢性病？
①是　　②否

D13. 在过去一年里，您认为自己的健康状况：
①好　　②比较好　　③一般　　④比较差　　⑤差

附录九　2022 年居民中医药健康素养调查问卷（正式）

广大居民朋友：

您好！本课题组正在开展 2022 年江西省居民中医药健康素养调查，目的是了解江西省居民中医药健康知识普及情况和居民中医药健康素养水平。非常感谢您能够参与本次问卷调查，您的参与对我们非常重要，回答的内容将会被严格保密，不会对个人产生任何不利影响。调查结果是评价我国中医药健康知识普及工作和居民中医药健康素养水平的重要依据，也是制定中医药健康知识普及政策的主要参考。

请您仔细阅读题目并认真作答，感谢您的支持和配合！

"居民中医药健康素养现状及影响因素研究——以江西为例"课题组

居民中医药健康素养调查问卷

一、中医药环境

A01.您所在的街道 / 社区（乡镇 / 村）/ 学校 / 工作单位通过以下哪些方式宣传中医药健康知识:（可多选）

①发放图书、报纸、杂志、手册等中医药宣传材料

②设置宣传栏（宣传墙）、宣传标语、横幅

③投放电子宣传屏（宣传广告）

④运用网站、微博、微信、短视频等新媒体

⑤举办校园 / 社区中医药文化主题活动（如科普讲座、中医药展览展示、中医药健康文化知识竞赛、中医药制作体验等）

⑥开展中医义诊咨询

⑦中医药适宜技术体验（如艾灸、拔罐、针灸、推拿等）

⑧其他

⑨没有

⑩不知道

A02. 您所在的街道／社区（乡镇／村）／学校／工作单位是否有专门宣传中医药健康知识的公共场所？

①有　　②没有　　③不知道

A03. 您所在街道／社区（乡镇／村）的社区卫生服务中心是否提供中医药服务（包括中医药预防、医疗、保健、康复、健康教育）？

①提供　　②不提供　　③不清楚

A04. 您身边 65 岁以上居民是否接受过每年一次的中医药健康管理服务？（中医药健康管理服务包括中医体质辨识和中医药保健指导。中医体质辨识：按照老年人中医药健康管理服务记录表前 33 项问题采集信息，根据体质判定标准进行体质辨识，并将辨识结果告知服务对象。中医药保健指导：根据不同体质从情志调摄、饮食调养、起居调摄、运动保健、穴位保健等方面进行相应的中医药保健指导。）

①有　　②没有　　③不知道

A05. 您身边 0 ～ 3 岁儿童的家长是否接受过儿童中医药健康指导？（儿童中医药健康指导包括向家长提供儿童中医饮食调养、起居活动指导；在儿童 6、12 月龄给家长传授摩腹和捏脊方法；在 18、24 月龄传授按揉迎香穴、足三里穴的方法；在 30、36 月龄传授按揉四神聪穴的方法。）

①有　　②没有　　③不知道

A06. 您家人在日常生活中谈论中医药健康相关话题的情况是：

①总是（几乎每天）　　②经常（每周至少一次）　　③有时（不是每周，但每月最少一次）　④很少（不是每月，但有时）　⑤从不

A07. 您家人是否会接受中医药的诊疗、康复、养生保健服务？

①会　　②不会　　③不知道

二、中医药基本知识

B01. 关于中医基础理论，以下说法正确的是：（多选）

①中医俗语的"通则不痛"，是指气血畅通就不会疼痛

②中医养生的理念是顺应自然、阴阳平、因人而异

③自然因素（如光照、温度、湿度等）对人体五脏六腑的功能有影响

④中医"治未病"思想是预防疾病的发生、防止疾病的发展、防止疾病的复发

⑤不知道

B02. 中医认为健康的状态应当是"形神合一"，主要包括哪些：（多选）

①躯体健康　　②心理健康　　③道德健康　　④良好的社会适应能力　　⑤不知道

B03. 根据中医养生保健理论，以下说法正确的是：（多选）

①人的七情（喜、怒、忧、思、悲、恐、惊）太过则会损伤身体

②中医强调春养肝、夏养心、长夏养脾、秋养肺、冬养肾

③冬季应适当进补，以增强机体的御寒能力

④练习中医传统保健项目有益健康长寿

⑤夏季午睡，是保护阴液、减少损耗、抵御暑热的重要方法

⑥不知道

B04. 端午节处于小满与夏至之间，为夏节。此时自然界阴阳交替，正是多种传染病的发病高峰，端午节挂艾蒿有什么作用？

①辟邪驱虫　　②温经散寒　　③生津止渴　　④舒筋活络　　⑤不知道

B05. 下列关于养生和疾病防治特色方法的表述，正确的是：（多选）

①泡脚可以促进血液循环、改善睡眠、缓解疲劳

②刮痧可以活血、舒筋、通络、解郁、散邪

③小儿和孕妇可以艾灸，但应注意穴位的选择

④推拿按摩可调理脏腑、疏通经络、促进气血运行、缓解疲劳

⑤不知道

B06. 下列不属于"药食两用"的中药有：

①八角茴香　　②鱼腥草　　③绿豆　　④红豆杉　　⑤枸杞　　⑥不知道

B07. 关于中药的基本知识，下列说法正确的是：（多选）

①中药的五味是"酸苦甘辛咸"

②中药炮制可以达到"减毒增效"（减少毒性、增强药效）的效果

③煎服中药应使用铝、铁质煎煮容器

④中药配伍禁忌称为十八反或十九畏，主要是指十八种或十九种药物，它们之间如果配合应用会使原来的作用消弱或者产生毒副作用

⑤不知道

B08. 下列哪项不是用于益气补虚的补气药？

①党参　　②黄芪　　③黄连　　④山药　　⑤不知道

三、中医药态度

B09. 您认为学习中医药相关知识对自身健康有帮助吗？

①非常有帮助　　②比较有帮助　　③一般

④不太有帮助　　⑤完全没帮助

B10. 您愿意选择中医药治疗疾病吗？

①非常愿意　　②比较愿意　　③一般　　④不太愿意　　⑤不愿意

B11. 您愿意体验中医养生保健服务吗？（选"④⑤"跳选 **B12**）

①非常愿意　　②比较愿意　　③一般　　④不太愿意　　⑤不愿意

B11-1. 若愿意，主要愿意体验哪些服务：（可多选）

①养生推拿按摩技术　　②养生针刺技术　　③养生灸技术　　④养生拔罐技术　　⑤刮痧技术　　⑥足浴　　⑦中药药浴　　⑧药物熏蒸　　⑨药物热敷　　⑩其他

B12. 您愿意向其他人介绍或推荐中医药健康知识吗？

①非常愿意　　②比较愿意　　③一般　　④不太愿意　　⑤不愿意

四、行为

C01. 您获取中医药健康相关知识的情况是：（选"⑤"请跳转 C2）

①总是（有机会就获取）　　②经常　　③有时　　④很少　　⑤从不

C01-1. 您一般通过哪些途径获取中医药健康相关知识？（可多选）

①科普读物（如图书、报纸、杂志等）

②音像材料（如中医药题材节目、纪录片、广播等）

③互联网（如网站、微博、微信、短视频等）

④社区/街道/村/学校的中医药文化宣传活动（如中医药科普讲座、中医义诊、中医药适宜技术体验、中医药知识竞赛、中医药展览展示等）

⑤公共场所（如中医药博物馆、中医药文化体验馆、公园等）

⑥医疗机构、药店等

⑦身边的亲朋好友

⑧其他

C02. 您一般多久参加一次中医药健康知识宣传活动？（如义诊、中医药知识讲座、中医适宜技术体验）

①总是（每周至少一次）　　②经常（每两周至少一次）

③有时（每月最少一次）　　④很少（不是每月，但有时）　　⑤从不

C03. 您会选择中医就诊吗？（选"从不"请跳转 **C4**）

①总是　　②经常　　③有时　　④很少　　⑤从不

C03-1. 您一般在什么情况下选择中医就诊？（可多选）

①经西医治疗无好转，选择中医　　②认为中医比西医治疗效果更好

③选择中医目的是调理身体，养生保健　　④熟人推荐

⑤其他

C04. 您一般多久接受一次中医养生保健服务（如针灸、拔罐、推拿等）？

①总是（每周至少一次）　　②经常（每两周至少一次）

③有时（每月最少一次）　　④很少（必要时才去）　　⑤从不

C05. 您泡脚的情况是：

①总是（每周至少一次）　　②经常（每两周至少一次）

③有时（每月最少一次）　　④很少（不是每月，但有时）　　⑤从不

C06. 当遇见令您情绪波动较大的事情时，您能控制好情绪吗？

①完全能　　②经常能　　③部分能　　④偶尔能　　⑤不能

C07. 您睡午觉的情况是：

①总是　　②经常　　③有时　　④很少　　⑤从不

C08. 您会有意识地进食药膳或中药茶饮来补益身体吗？

①总是（一周三次及以上）　　②经常（每周 1～2 次）

③有时（每两周最少一次）　　④很少（不是每月，但有时）　　⑤从不

C09. 您会练习中医传统养生功法吗（如八段锦、太极、气功、易筋经、五禽戏等）？

①总是（几乎每天）　　②经常（每周至少一次）　　③有时（不是每周，但每月最少一次）　　④很少（不是每月，但有时）　　⑤从不

C10. 您会向他人介绍或推荐中医药健康知识吗？

①有机会就推荐　　②经常　　③有时　　④很少　　⑤从不

五、个人基本情况

D01. 性别：①男　　②女

D02. 出生年月：

D03. 民族： ①汉族　　②其他

D04. 现居地： ①城市　　②镇　　③乡村

D05. 文化程度： ①不识字或识字很少　　②小学　　③初中　　高中/中专/职高　　④大专/本科　　⑤硕士及以上

D06. 婚姻状况： ①未婚　　②已婚，并与配偶一同居住　　③已婚，但因职业等原因与配偶暂时没有生活在一起　　④离异　　⑤丧偶

D07. 就业状况： ①在业　　②离退休　　③在校学生　　④无业　　⑤失业

D08. 从事的职业： ①公务员/事业单位工作人员　　②教师　　③医务工作人员　　④学生　　⑤自由职业者（如作家/艺术家/摄影师/导游等）　　⑥家庭主妇/主夫　　⑦农民　　⑧工人　　⑨其他企业人员⑩其他

D09. 是否参加社会医疗/养老保险，或购买商业保险？

①公费医疗　　②城乡居民医疗保险　　③城镇职工医疗保险　　④补充医疗保险　　⑤社会基本养老保险　　⑥商业保险　　⑦无

D10. 家庭常住人口数：

D11. 家庭月收入： ① 2000 元以下　　② 2000 ～ 5000 元③ 5000 ～ 8000 元　　④ 8000 ～ 11000 元　　⑤ 11000 以上

D12. 您现在是否有慢性病？

①是　　②否

D13. 在过去一年里，您认为自己的健康状况：

①好　　②比较好　　③一般　　④比较差　　⑤差

主要参考文献

［1］李新华.《中国公民健康素养——基本知识与技能》的界定和宣传推广简介［J］.中国健康教育，2008，24（5）：385-388.

［2］心洁，佚名，宗子.《中国公民健康素养——基本知识与技能（2015年版）》解读［J］.中老年保健，2016，274（8）：24-28.

［3］和海滨，吕洋，高莉敏.国内外健康素养研究现状综述［J］.医学信息学杂志，2017，38（1）：7-10.

［4］吴磊.当代中国青年消费研究综述——基于CiteSpace知识图谱分析［J］.新生代，2021（1）：45-53.

［5］王晓晓，郭清.基于CiteSpace的近十年我国医养结合研究热点及发展趋势分析［J］.中国全科医学，2021，24（1）：92-97.

［6］王春燕，张飈.2018—2021年我国老年健康服务研究热点及趋势可视化分析［J］.中国预防医学杂志，2022，23（3）：196-201.

［7］朱帅，张宏.我国传统文化教育研究现状及发展趋势——基于CiteSpace的计量可视化分析［J］.海南师范大学学报（社会科学版），2020，33（6）：64-75.

［8］李媛.基于CiteSpace的媒介素养可视化分析［J］.东南传播，2021（1）：118-122.

［9］马琛，余静.基于CiteSpace的国际海洋空间规划研究知识图谱分析［J］.中国海洋大学学报（社会科学版），2022（3）：43-57.

［10］刘凯，许军，夏旭.数据可视化分析软件CiteSpace在自测健康研究中的应用［J］.中国医学物理学杂志，2016，33（12）：1291-1296.

［11］李桥兴，徐思慧.基于知识图谱的现代产业体系研究综述［J］.科研管理，2019，40（2）：175-185.

［12］梁万山，刁远明.中医养生科普现状分析及其对策［J］.中国中医药现代远程教育，2017，15（17）：151-154.

［13］骆然，程雪艳，颜雄，等.东莞市大学生中医养生保健知信行现状分析［J］.医学与社会，2017，30（9）：61-64.

［14］郭颖，梁田田，黄梅银，等.中医药健康文化素养问卷质量评价［J］.中国社会医学杂志，2019，36（3）：302-306.

［15］陈艳艳.防城港市防城区社区居民中医药健康素养影响因素研究［D］.南宁：广西中医药大学，2017.

［16］陈怡，刘淑聪，程靖，等.杭州市大学生中医养生保健素养现状及影响因素研究［J］.健康研究，2018，38（6）：632-636.

［17］杜毅蓉，刘倩，王然禹，等.2016—2017年中国公民中医药健康文化素养比较分析［J］.中国健康教育，2020，36（11）：1027-1030.

［18］郭丹丹，苏宇，管文博，等.武汉市高校教师中医养生保健素养现状及其影响因素分析［J］.中国健康教育，2018，34（3）：212-214.

［19］刁远明，涂晓，邹宛霖.广州市居民中医养生保健素养现状调查分析［J］.中国医药导报，2019，16（14）：40-43.

［20］司富春，宋雪杰，高燕.我国养生保健产业健康快速发展策略研究［J］.中医研究，2014，27（9）：4-7.

［21］葛敏，江萍，马恰怡，等.上海市长宁区中医预防保健服务体系建设［J］.上海预防医学，2016，28（10）：746-751.

［22］张佳萌，朱瑶，王素珍.江西省居民五维度中医药健康文化素养现状调查［J］.农村经济与科技，2021，32（11）：231-233.

［23］魏澹宁，汤军，沈淑华，等.公民中医养生保健素养调查问卷的信度和效度分析［J］.预防医学，2016，28（9）：960-963.

［24］王军，段志光，刘星，等.大学新生中医药文化自信集中教育探究［J］.医学教育管理，2019，5（6）：502-506.

［25］PLEASANT A，KURUVILLA S.A tale of two health literacies：public health and clinical approaches to health literacy［J］.Health Promot Int，2008，23（2）：152-159.

［26］范兆雅，杨渊，张帆，等.健康素养与心血管疾病的研究进展［J］.健康教育与健康促进，2021，16（2）：171-175.

［27］SCHWARTZBERG J G，VANGEEST J B，WANG C C.Understanding health literacy：implications for Medicine and public health［M］.North State St，Chicago：AMA Press，2005.

［28］RootmanI，RonsonB.Literacy and health research in Canada：Where have we been and where should we go ［J］.Canadian Journal of public Health，2005，（96Suppl）：62–67.

［29］李婷，易巧云，孙玫.健康素养评估工具的研究进展［J］.解放军护理杂志，2015，32（18）：29–32.

［30］聂雪琼，李英华，李莉.2012年中国居民健康素养监测数据统计分析方法［J］.中国健康教育，2014，30（2）：178–181.

［31］庄润森.城市公众健康素养快速评估与短信干预系统的构建与应用研究［D］.广州：南方医科大学，2014.

［32］荆伟龙，王朝君.国人中医养生保健素养偏低［J］.中国卫生，2016（5）：97–98.

［33］康国荣，戴恩来.甘肃省15～69岁居民中医养生保健素养现况研究［D］.兰州：甘肃中医药大学，2017.

［34］王素珍，黄方肇，张雪艳，等.居民中医药健康素养与生命质量相关性研究［J］.企业经济，2020，39（7）：93–99.

［35］孙延波，李慧，田丹.辽宁省居民中医药健康文化素养水平及影响因素研究［J］.中国初级卫生保健，2020，34（9）：105–108.

［36］朱冰，王华东.2017年安徽省居民中医药健康文化素养现状及影响因素［J］.职业与健康，2020，36（1）：78–81.

［37］吕冰慧，闫芮，吴芃，等.2016年上海市中医药健康文化素养现状及影响因素分析［J］.中国健康教育，2020，36（11）：1035–1038+1057.

［38］郭丽，王英，巩建厂，等.泰安市泰山区社区居民中医药文化健康素养调查［J］.社区医学杂志，2018，16（17）：1324–1327+1331.

［39］韩雪，王栋，刘伟，等.山西省不同人群中医药健康素养和普及情况调查［J］.中国药物与临床，2019，19（1）：21–22.

［40］季舒铭，陆一鸣，康国荣，等.2017年甘肃省15～69岁居民中医药健康文化素养水平及影响因素研究［J］.中国健康教育，2019，35（2）：119–123.

［41］袁婧怡，任正，李若琳，等.2017年吉林省居民中医药健康文化素养水平及影响因素调查研究［J］.中国健康教育，2020，36（5）：408–412.

［42］高多多.某医学院校学生中医药健康文化素养水平及影响因素的调查研究［D］.太原：山西医科大学，2020.

［43］李雅琪，李明今，黄后玲，等.大学生中医养生保健素养现状及影响因素研究［J］.延边大学医学学报，2017，40（1）：49–51.

［44］张文韬，李炜弘，乔丽君，等．四川省高校学生中医药素养现状与对策研究［J］.中国中医药现代远程教育，2019，17（9）：6-8.

［45］龚玉凤.在校大学生中医养生保健素养调查研究［J］.闽西职业技术学院学报，2020，22（2）：105-107，111.

［46］吕永莲，崔熙容，苏金垚，等．高校大学生中医养生保健素养现况调查［J］.中国卫生产业，2019，16（21）：186-187，189.

［47］郭颖，王慧，梁田田，等．首都在校大学生中医药文化科学素养水平和知识应用现况研究［J］.中医药导报，2018，24（6）：35-38，42.

［48］邹思梅，邱德星，王利玲，等．深圳市全科医师中医养生保健素养水平与影响因素分析［J］.健康教育与健康促进，2020，15（4）：376-378.

［49］聂维辰，李磊.吉林省中学生中医药素养调查及提升研究［J］.中国社区医师，2017，33（28）：168-169.

［50］康丽杰，杨潇楠，唐炅昱，等．从医学教育背景下探析承德市城乡老年人中医养生保健现状［J］.教育现代化，2019，6（39）：220-222.

［51］BAKER D W. The meaning and the measure of health literacy［J］. J Gen Intern Med，2006，21（8）：878-883.

［52］刘富林.《黄帝内经》形神合一理论的研究［D］.长沙：湖南中医药大学，2005.

［53］王永强.中医的整体治疗观探析［J］.辽宁中医杂志，2004，31（1）：24-25.

［54］巫抑扬.《黄帝内经》夏季养生方法的意义及方法［D］.成都：成都中医药大学，2010.

［55］张新淼.基于《老老恒言》的社区老年人群顺时养生策略研究［D］.北京：中国中医科学院，2021.

［56］李雨欣，施娜，许筱颖.浅议中医顺时养生与治未病［J］.中医药学报，2018，46（4）：5-8.

［57］徐顺.基于社会认知理论的大学生数字公民素养影响因素及提升策略研究［D］.武汉：华中师范大学，2019.

［58］Michel C.Some Elements of a Sociology of Translation：Domestication of the Scallops and the Fishermen of St Brieuc Bay［J］.The Sociological Review，1984，1_suppl（32）：196-233.

［59］Bruno L.On actor-network theory：A few clarifications［J］.Soziale Welt，1996，4（47）：369-381.

［60］Law J.Notes on the thory of the actor－network：ordering, strategy，and heterogeneity［J］.Systems Practice，1992，4（5）：379-393.

［61］谢元.基于行动者网络理论视角下的村支书乡村治理研究［D］.南京：南京大学，2018.

［62］田雨晴.乡村经济精英和行动者网络的建构［D］.济南：山东大学，2021.

［63］刘宣，王小依.行动者网络理论在人文地理领域应用研究述评［J］.地理科学进展，2013，32（7）：1139-1147.

［64］张许.基于行动者网络理论的空间适应性改造策略研究［D］.合肥：安徽建筑大学，2022.

［65］周挺，官海静，刘国恩，等.基于中国普通人群的 EQ-5D-3L 与EQ-5D-5L 比较研究［J］.中国卫生经济，2016，35（3）：17-20.

［66］张安玲.中医基础理论［M］.上海：同济大学出版社，2009.

［67］何清湖.中国公民中医养生保健素养［M］.北京：中国中医药出版社，2016.

［68］吴大真.中国公民健康素养66条［M］.北京：中国医药科技出版社，2020.

［69］吴明隆.问卷统计分析实务：SPSS 操作与应用［M］.重庆：重庆大学出版社，2010.

［70］陈静儒.术后食管癌患者照顾者营养照护知信行问卷的研制［D］.郑州：郑州大学，2018.

［71］Da C W，Melleiro M M.［Assessment levels of the user's satisfaction in a private hospital］［J］.Revista Da Escola De Enfermagem Da U S p，2010，44（1）：147-153.

［72］杜毅蓉.中医药公众养生适宜方法素养专项测评量表条目研制［D］.北京：北京中医药大学，2021.

［73］谭元坤.中医量表跨文化调适研究的推荐报道清单的研制［D］.广州：广州中医药大学，2016.

［74］孙振球.医学综合评价方法及其应用［M］.北京：化学工业出版社，2006.

［75］连燕舒，胡晓江，李艳，等.采用 Delphi 法构建社区高血压管理绩效评价指标体系［J］.实用预防医学，2012，19（6）：928-930.

［76］等美艾尔·巴比 EarlBabbie.社会研究方法［M］.成都：四川人民

出版社，1987.

［77］柴云花，杨辉，李变娥.应用德尔菲法编制国内COPD患者护理结局评定量表［J］.中国医学创新，2015，12（20）：94-97.

［78］孙晨，路孝琴.以人为中心的全科医生应诊服务评价指标体系构建研究［J］.中国全科医学，2017，20（7）：773-778.

［79］邓芳.采用德尔菲法构建精神卫生立法评价指标框架［D］.长沙：中南大学，2014.

［80］王媛媛.医学量表的编制与评价［M］.北京：北京大学医学出版社，2020.

［81］丁松宁，李晨，杨晨，等.南京市公众结核病防治知识现况分析［J］.现代预防医学，2019（15）：2856-2859.

［82］Liu G G，Wu H，Li M，et al.Chinese Time Trade-Off Values for EQ-5D Health States［J］.Value in Health，2014，17（5）：597-604.

［83］Matsumoto WK，Munhoz AM. Influence of advanced age on postoperative outcomes and total loss following breast reconstruction：a critical assessment of 560 cases［J］.Rev Col Bras Cir，2018（45）：e1616.

［84］张玉丽，顾思臻，窦丹波.基于德尔菲法的功能性消化不良中医医生报告结局量表的条目筛查［J］.中国中西医结合消化杂志，2020，28（08）：617-621.

［85］程玲灵.癌症患者自我管理测评量表的构建及信效度检验［D］.唐山：华北理工大学，2017.

［86］黄光扬.教育测量与评价［M］.上海：华东师范大学出版社，2011：64-73.

［87］万崇华.生命质量研究导论：测定·评价·提升［M］.北京：科学出版社，2016.

［88］史静净，莫显昆，孙振球.量表编制中内容效度指数的应用［J］.中南大学学报（医学版），2012，37（2）49-52.

［89］姚萍萍，王璞琳，杨春玲，等.本科实习护生临床实践能力量表的编制及信效度检验［J］.护理学杂志，2020，35（17）：65-68.

［90］李亚军.ICU护士对ARDS患者俯卧位通气知信行调查问卷的编制及初步应用［D］.济南：山东大学，2021.

［91］陈祥丽，张乐华，杨昭宁.护士职业认同量表的编制［J］.中国健康心理学杂志，2007（12）：1136-1138.

［92］赖春华.基于中医学理论的主观性失眠评定问卷的研制与初步应用
［D］.广州：广州中医药大学，2017.

［93］于淼，郭蓉娟，王嘉麟，等.基于因子分析的失眠症证候要素研究
［J］.环球中医药，2017，10（12）：1460-1464.

［94］朱敏芳，周宏珍，邓瑛瑛，等.脑卒中患者病耻感量表的编制及信
效度检验［J］.护理学杂志，2019，34（1）：70-73.

［95］蒋小花，沈卓之，张楠楠，等.问卷的信度和效度分析［J］.现代
预防医学，2010，37（3）：429-431.

［96］胡雁，护理研究［M］.4版.北京：人民卫生出版社，2012：115.

［97］马青牧.新形势下医院医保资金财务调控方案研究［J］.财会学习，
2019（36）：67-68.

［98］王延中.习近平新时代我国社会保障体系的改革方向［J］.社会保
障评论，2018，2（1）：13-26.

［99］陆一鸣，杨媛媛，康国荣，等.2015—2016年甘肃省居民健康素养
现状分析［J］.现代预防医学，2017，44（17）：3181-3185，3196.

［100］黄瑞芹.健康中国战略下民族地区农村居民健康素养提升策略研
究——基于恩施土家族苗族自治州的农户调查［J］.华中师范大学学报（人文
社会科学版），2018，57（4）：19-26.

［101］张小娥，张彩莲.慢性阻塞性肺疾病流行病学及疾病经济负担研究
进展［J］.中国慢性病预防与控制，2017，25（6）：472-476.

［102］周龙涛，韦标方，任金钊，等.酒精性股骨头坏死发病机制的研究
进展［J］.风湿病与关节炎，2015，4（4）：67-71.

［103］赖维云，赵瑜，余维娜，等.重庆市居民健康素养水平及影响因素
分析［J］.保健医学研究与实践，2019，16（1）：1-5.

［104］严丽萍，魏南方，解瑞谦，等.我国城乡居民健康素养影响因素
分析［J］.中国健康教育，2012，28（1）：8-11.

［105］张艳，徐东.基于家庭视角的儿童双性化人格教育研究［J］.陕西
学前师范学院学报，2016，32（1）：8-11.

［106］Sedighi I，Nouri S，Sadrosadat T，et al.Can Children Enhance Their
Family's Health Knowledge? An Infectious Disease Prevention Program［J］.
Iranian Journal of Pediatrics，2012，22（4）：493-498.

［107］严丽萍，许玲，田向阳，等.中国三省农村居民健康素养个体和社
会因素分析［J］.中国公共卫生，2013，29（5）：660-662.

［108］方昌婷.环境行为学视角下文化创意街区公共空间规划设计研究——以贵阳市"时光贵州"文创小镇为例［J］.安徽理工大学学报（社会科学版），2019，21（1）：51-55.

［109］周伙，洪安阳，高凯.上海市大学生健康素养的评价研究分析［J］.改革与开放，2018（11）：71-73.

［110］郭坚明，张弛，潘捷云.广州市海珠区居民健康素养及其影响因素调查研究［J］.中国初级卫生保健，2014，28（3）：41-43，40.

［111］张秋实，陈薇，段慧茹，等.2008—2013年郑州市居民健康素养状况对比分析［J］.中国卫生事业管理，2014，31（9）：709-711，716.

［112］张娜，韩铁光，庄润森，等.深圳市社区居民健康素养与健康状况调查［J］.中国健康教育，2017，33（3）：251-254.

［113］官海静，刘国恩.中国四地城乡居民生命质量的比较分析［J］.中国卫生经济，2015，34（2）：5-12.

［114］陈正超，汪颖，张启军，等.基于2013年吉林省卫生服务调查的居民健康相关生命质量影响因素分析［J］.中国医学科学院学报，2017，39（2）：261-265.

［115］周忠良，周志英，厉旦，等.陕西省城乡居民健康相关生命质量研究：基于EQ-5D量表效用值的测算［J］.中国卫生经济，2015，34（2）：13-16.

［116］魏志远，王婷，洪宇轩，等.温州市城区沿河居民生命质量及影响因素分析［J］.预防医学，2016，28（9）：865-869.

［117］张丽.山东三县农村居民生命质量及其影响因素研究［D］.济南：山东大学，2014.

［118］杨敏，李琼.世界卫生组织老年人综合护理指南解读［J］.护理研究，2019，33（2）：183-186.

［119］李晓梅，万崇华，王国辉，等.慢性病患者的生命质量评价［J］.中国全科医学，2007（1）：20-22.

［120］纵蒙蒙，杨辉军，方能圆，等.老年慢性病患者生命质量评价及影响因素研究［J］.中国全科医学，2015，18（13）：1523-1527.

［121］张雪艳，严军，王萍，王素珍.江西省居民慢病患病情况及影响因素分析［J］.保健医学研究与实践，2019，16（6）：16-20，25.

［122］Licher S，Heshmatollah A，van der Willik KD，et al. Lifetime risk and multimorbidity of non-communicable diseases and disease-free life expectancy in the general population：a population –based cohort study［J］.PLoS Med，2019，16（2）：e1002741.

［123］赵元萍，杨茹侠，胡大洋，等.老年人失能现状——依据长期照护保险的失能评估［J］.中国老年学杂志，2020，40（2）：416-419.

［124］董昱，王桦，檀春玲，等.我国老年人四大慢性病流行现状及对伤残调整生命年的影响［J］.医学与社会，2019，32（10）：59-61，65.

［125］顾心月，戴士媛，徐爱军，等.江苏省老年人健康相关生命质量影响因素［J］.中国公共卫生，2020，36（10）:1409-1412.

［126］郭芝廷，刘晓丹，徐林燕，等.城市老年人生活质量与子女关怀程度的相关性［J］.中国老年学杂志，2015，35（9）：2526-2527.

［127］张笑梅，朱燕波，姜博，等.肥胖与生存预后及生命质量关系的差异性证据综述［J］.中华疾病控制杂志，2014，18（11）：1104-1108.

［128］谢诗桐，贺小宁，吴晶.天津市一般人群健康相关生命质量现状及影响因素分析［J］.中国药物经济学，2020，15（1）：19-24，28.

［129］黄海涌，汤少梁，刘军军.基于欧洲五维健康量表的浙川冀甘4省慢性病患者的健康相关生命质量现状及影响因素研究［J］.中国慢性病预防与控制，2019，27（8）：575-579，584.

［130］吴越，包焰华，范洁，等.无锡市社区老年人生命质量及影响因素分析［J］.中国社会医学杂志，2018，35（5）：453-456.

［131］金善花，齐艳.健康素养与健康结局关系评价体系的研究进展［J］.中国健康教育，2019，35（3）：243-246.

［132］郑梦云，程晓庆，段春晓，等.南京市大学生健康素养水平与生命质量关系［J］.中国公共卫生，2020，36（8）：1177-1181.

［133］刘晨曦.中国人群健康素养概念模型及其测量研究［D］.武汉：华中科技大学，2018.

［134］叶露梦，林国建，林丽华.健康素养研究进展分析［J］.中国农村卫生事业管理，2018，38（8）：1058-1061.

［135］黄敬亨.健康教育学［M］.4版.上海：复旦大学出版社，2006.

［136］Sedighi I，Nouri S，Sadrosadat T，et al.Can Children Enhance Their Family's Health Knowledge?An Infectious Disease prevention program［J］.Iranian Journal of pediatrics，2012，22（4）：493-498.

［137］张雪艳.江西省居民中医药健康素养与生命质量相关性研究［D］.南昌：江西中医药大学，2020.

［138］张佳萌.居民中医药健康素养问卷的研制及初步应用研究［D］.南昌：江西中医药大学，2022.

［139］国家统计局.中国统计年鉴-2021（总第40期）［M］.北京：中国统计出版社，2021.

［140］国家统计局.中国统计年鉴-2020（总第39期）［M］.北京：中国统计出版社，2020.

［141］李彗闻，王延隆.新医改以来我国中医药政策的回顾与展望——从整合到嵌入［J］.卫生经济研究，2022，39（9）：10-14.

［142］宋晓庆，熊季霞，姚育楠.基于政策工具的我国中医药政策研究［J］.医学与社会，2019，32（11）：4-8.

［143］持续加强健康科普提升全民健康素养［J］.健康中国观察，2022，36（8）：64-67.

［144］张丰清.切实创新新媒体意识形态传播途径［J］.青年记者，2018，588（4）：5.

［145］赵秋琳.“健康汶川”建设中居民健康素养提升对策研究［D］.西安：西安电子科技大学，2021.

［146］张雪艳，王素珍.中医药产业在健康中国建设中的作用研究［J］.江西中医药大学学报，2020，32（3）：101-105.

［147］丛日坤，杨锋，李军海，等.“互联网+”视域下中医药发展模式的变革及实现路径［J］.卫生经济研究，2021，38（5）：26-29.

［148］李心怡，罗思言，徐常胜，等.人工智能在中医药的研究现状及展望［J］.生物医学转化，2022，3（3）：69-73，92.

［149］王天琦，侯胜田，李享，等.基于IPA分析的国家中医药健康旅游示范区创建工作研究［J］.中国医院，2022，26（1）：32-34.

［150］闫雨蒙，张宁宁，魏敏，等.全国中医药博物馆现状调研分析［J］.中医药管理杂志，2022，30（6）：40-43.